U0100205

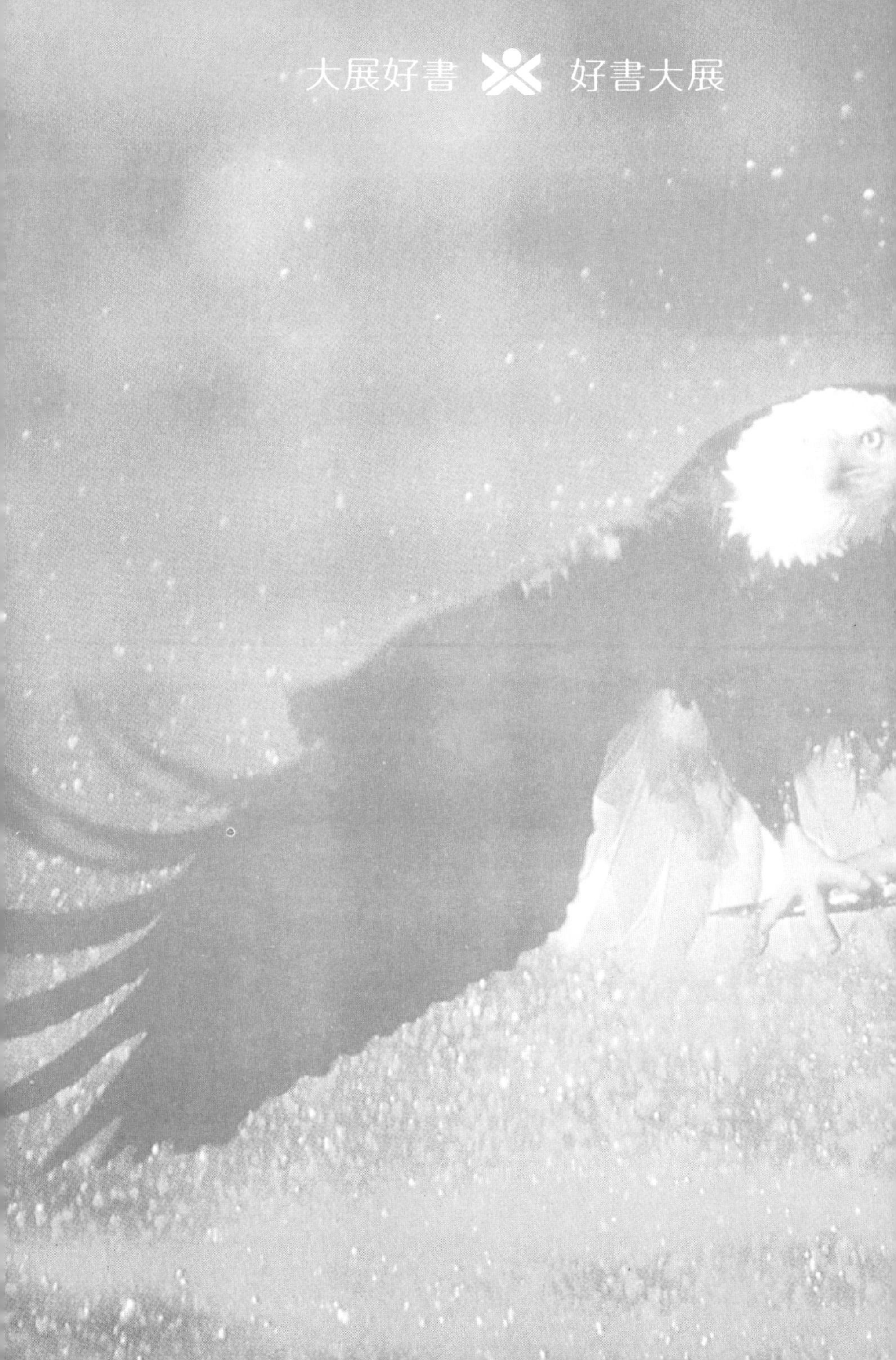
大展好書 好書大展

氣與中國飲食法

柯素娥／編譯

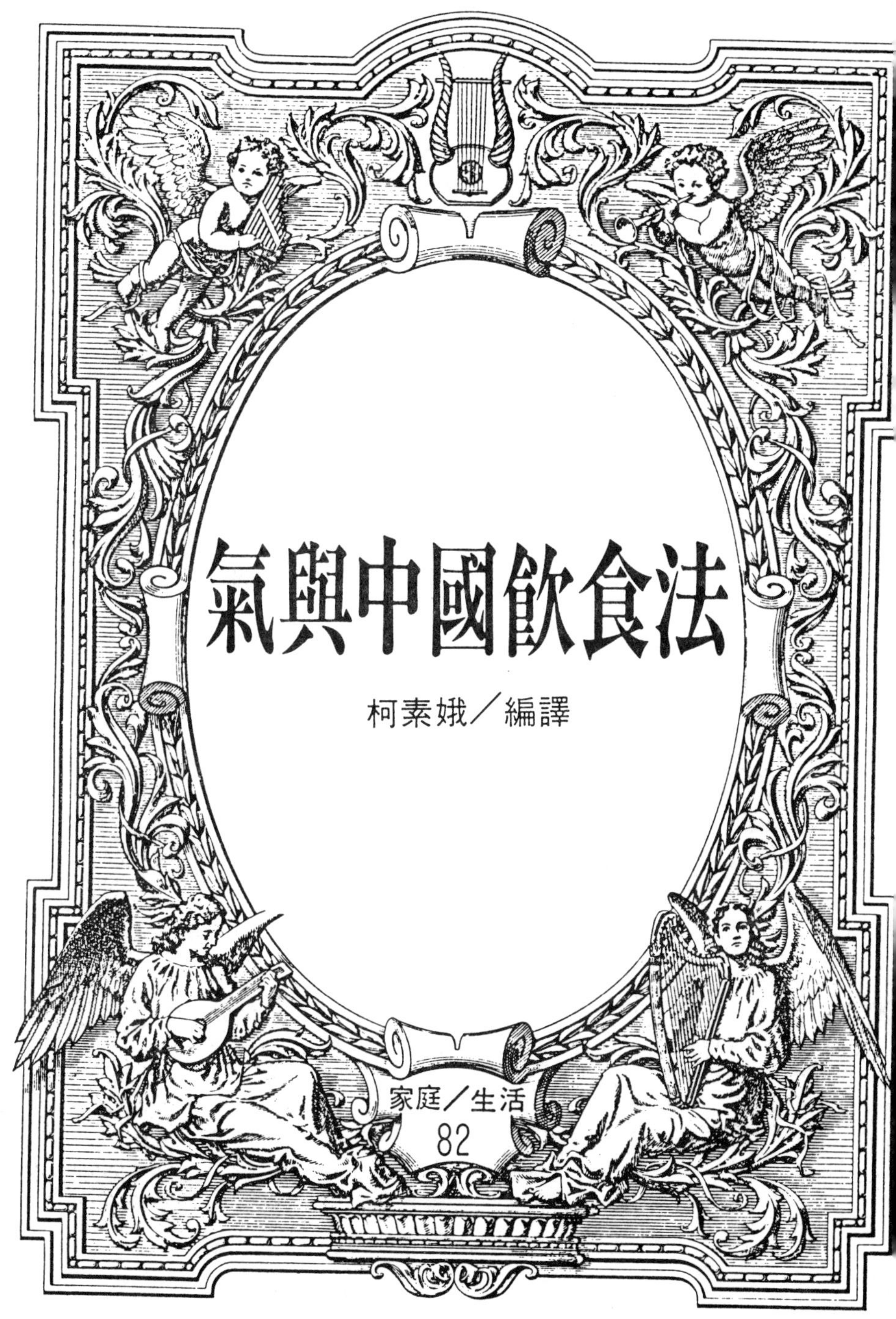

家庭／生活

82

序　言

我教健美操是約在二十六年前，住在夏威夷時，跟一些親近的太太們邊聊中國健身法開始的。提起中國健身法，從飲食法體操到日常大大小小的注意事項等種種都包含在內。在我家常開的舞會裡，我親手的烹調得到好評，完全被捧上天的我，順便開始提起各種食品對身體的效能。

日射症、氣喘、高、低血壓，被要求說明了其他種種自家飲食療法。又教捻挫、打撲、膝、腰痛的快癒健美操，及調筋法和散血法等，剛生產不可看書，家裡的窗門不可兩側都開，一些不經意的事變成大問題。由於大家認知健美操，所以被要求「教」。

在夏威夷住五年後，移居台灣。從台灣的台北開始，六個縣市，正式開起健美操教室。我最初的健美操是在台灣開始的。又經過五年回到日本，次年在秋川公民館發起健美操團體，一九七五年設立了「惠舞會」。

在惠舞會，健美操教室，不僅能學習很多體操方法，更比其他教室有獨特的地方，所以聚集了許多人。中國飲食法、氣、中國的民間療法等，體操後定有講解，雖然歷經十七年但還無法傳完，一直覺得很著急。包括會員們及各方面強烈的希望早一日出書，一碰面就有好多人催，所以不顧淺學，而期望寫成書。

在惠舞會內的健美操教室，或小學的家長會裡被託演講時，感覺大家同樣對「氣」為主體的健美操感驚訝的同時，對中國飲食更覺驚人。其中對食物：

「什麼是熱性，什麼冷性？」

「為家族的健康管理，如何給他們吃？」

「生病時的自家中式治療法？」

「什麼是人類的熱性、冷性？」

「自己是什麼性？」

「家人？」

深深的關心著。而且，

「想運動，要怎麼做呢？」

「什麼是『氣』，與健康的關連是什麼？」

「自己能有『氣』嗎？」

這樣問號層出不絕。

在日本剛教健美操時，對於「氣」相當無法理解，所以下很大的工夫說明。現在因正流行引起特別的關心，這些發問我想盡辦法回答。無論如何，我想講的，一直在說明的，這些疑問就是一般媽媽們的疑問。

起初傷害健康的原因，主要是運動不足、過度不合自己的運動、偏食或節食、過量的點心，因不知食物的冷、熱性吃不合自己的食物而傷害健康的人占大多數。

又雖然有健康無事的身體，但因別人的勸，及種種健康食品的誘惑，想更健康、不想罹患癌症就各處買來吃，反而讓身體不舒服的人也很多。

但如今從數年前以來，神經質、憂鬱症、自律神經失調症等，由緊張而起的精神、神經性的症狀漸漸的多起來。而身體狀況失去平衡的人，非吃糙米、無公害的健康食品不可的精神負擔，以至附近無此商店，必須花幾小時到遠處購買的日子，導致疲勞過度身體不舒服的人也有。

總而言之，走兩極端，稍微弄壞身體的人，會覺得如能多知道一些，多留意一些，獲得淺薄、廣泛的知識就不致讓身體弄壞。

這些可從中國健身法中去找。所以至今我所看到的，所聽到的，讀過的事情，加上健美操二十餘年來的經驗，寫上這本書。雖然很久以前便開始，但因忙碌一再的拖，特向一直等待的會員及諸位深表抱歉。

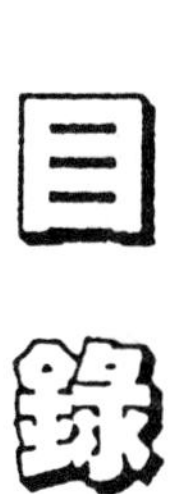

目錄

第二章　掌握所有的「氣」

目　錄

目　錄

第五章 食物的食效與烹調

3　烹調

第一章　爲什麼有健美操

1 健康的潮流

●探討真正的健康

活得健康，如其人之美，那是任何時代人們不變的願望。

正如由於衣食足，關心健康的人增加的現今。作有氧運動、游泳、慢跑，對打高爾夫、網球、滑雪等運動有興趣的人很多。更有上健身院勤加練習，以達到鍛鍊身體為目的而運動的正盛行。

我所認識的人，在同天下午打網球、游泳、有氧運動作三種運動才回家。你們是不是也以為這樣拼命地做才會健康，其實不然。假如不是符合自己的健康法，而且適度的話，是沒有用的，反而可能對身體不好。

在我的想法裡，「適度的符合個人」這點最重要，但很遺憾的是沒被重視。

我自己長年在思考「健康」與「美」。而且把視線放在「符合個人的」這一點開始思考，而創造命名的「健美操」，這種健身法是以中國的健身法（後述）為基礎的。

何謂「健美操」？是以運動、鬆弛、飲食及心理訓練、美麗幸福的追求，在多方面展開對「健康」與「美」，且符合個人表現的獨創健康法。取材從中國的古典到最新科學而深入的這本書，使從未了解中國健身法的人也會知道「健美操」，而接觸容易了解且有效果的體操飲食法的基本。希望能留意淺而廣的入門編，從中挑選符合自己的幾個來先體驗，然後再追求更深的。

●中國傳統的健身法

先前提到重新正視「中國古傳的健身法」，因我在台灣出生，祖父是漢文學者，哥哥是武道家也是運動選手的家庭生長。在這樣的家庭環境裡，平常就親近中國的古典，在學習武道中，從古典出來的古時健身法、鍛鍊法，且通過武道的身體鍛鍊法或故障時的治療法，正如呼吸般的自然的吸收成長。很自然了解而活用，最近根本沒意識到那就是「健身法」。

另一方面，經過從四歲開始學的西洋舞蹈，對西歐文化也開了眼界。比起像空氣般的中國文化，對於能給與嶄新的刺激的西歐文化相當著迷，一時也成為所謂的崇洋。

然後，因鼻病四度住院手術而接觸西洋醫學，而知道其優點或覺得有疑問的地方。大體上急性的疾病用西洋醫學的外科處置或化學的藥，效果快，但要根治慢性病時，我覺得漢方療法副作用少而有效。

再者，我在醫院這個地方初次體會到，人總有一天是會死的。那時的我還沒遇到過身邊人的死亡，所以當相處得很好、很談得來而教授健康體操的鄰居叔叔的病床，次日變成空床時，真的很吃驚。前夜聊完約定「明天再來」而回房，次早因睡過頭而邊喊叔叔進入病房時，護士小姐說「叔叔去世了」這句話時，我只有盯著床，發抖的腳久久無法停止下來。還有用救護車送來的小嬰兒，漸漸的軟弱以致無法救助時母親的模樣，祖母們瘋狂的樣子，親戚們哭泣的聲音，都無法忘掉。

還有，在我眼裡用漢方藥或包含呼吸法的種種健康法，看起來有可能回復的慢性病人說，「已住院好幾年」，在醫院生活著。像這樣的人，教以和醫院治療不衝突的漢法體操和呼吸法（因在報紙上見慣的臉，所以所到之處常被依賴）而且在病情加重以前，假如知道這些方法，也不致讓身體變成如此而悲傷。我也常和那些人有同樣的感覺，實在是很可惜的事情。用運動、武道和驅使全體力，讓精力爆發的「極陽」世界的我，花幾個小時一直等著輪到自己的外來病患，或凝視著太陽西下的住院病患，不知明日的死活而不安與被焦慮打垮的難治的病人、死去的人，看到這可說是極陰的世界，受到了很大的打擊。因而不由己的呼叫「在這醫院外的人們，你知道你現在有多麼幸福嗎？」

由那時的體驗，覺得盡可能不來到這陰的世界，使其早日康復回到陽的世界，讓我來幫助守護那些人的健康。在西洋醫學中，重新感覺到自身擁有的中國傳來的健身法，能對人們有所幫助。

●運動過度時

需要作適度的運動，其背景體驗有著我創作劍舞的體驗，那是在台灣、香港、日本、美國、菲律賓等各國的發表，為夏威夷大學夏季的演習，在各島的學校有過巡迴模範演舞。因為緊湊的安排加上舞劍或在堅硬的舞台上作柔軟體操，以致腰和手腕痛得難受。

運動或武道，及舞蹈激烈的練習，往往只考慮技術的精進優先於身體的健康。也因此雖想健康也重要，但還是傷到了身體，那些都是我自己從孩提時代親身體驗的。

首先在小學五年級時，跳高選手的我，因無法跳過僅一三五公分高的橫杆而每天在學校自己練習到很晚。左腳踏地，用其反動向球般跳起來。到比賽的幾個月，反覆練習而能跳過此高度，但因此傷到腳踝，現在動起腳踝會有很怪的聲音。

當桌球選手時，練習發球過度傷了右手腕和肩膀，六年游泳選手的生活中，因在水中過久，內臟受冷和由緊張而起的血液循環不良，結果鼻子不好也引起種種的健康障礙。

看看周圍，登山家的膝蓋，高爾夫球負傷肩和腰，棒球選手或相撲的大力士各因筋肉的使用過度也得了某種的運動傷害。因此深深體會到，運動選手或武道家或舞蹈家給人的印象是健康而強壯的身體，但現實上卻在弄痛身體傷害健康。而且那些人雖然是運動、武道、舞蹈的專家，除非重新學習「為健康的運動或其他」否則不能當健康體操的指導者。

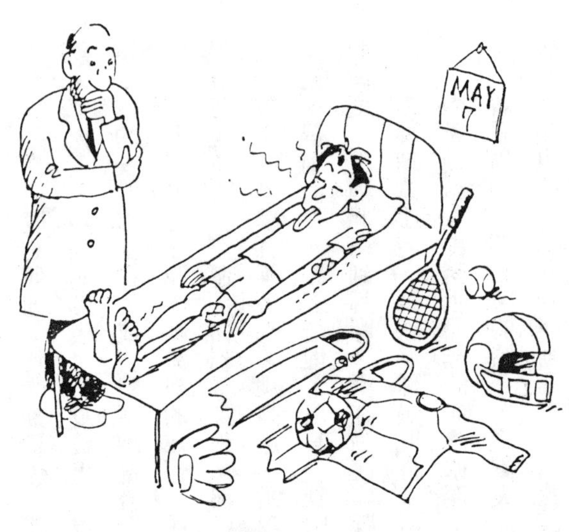

我之有今日，還是拜有事就找漢法的照顧之賜。向祖父學氣功法的基礎，母親在日常生活上用心調配的飲食法、民間療法、散血法，無意中成為我生活的智慧。又從武道老師學習，肌肉或關節受傷時整復的方法。感到此事後在訪問美國、歐洲各地時討教當地的健康法與民間療法，也找些資料。但很少看到在漢法健身法裡沒有的。意識到這一點，想促進像空氣般包圍著我的漢法健身法。

●適合自己體質的食物

有一點不能漏掉的就是，對食物的誤解。雖然為健康而攝取的食物，其實若不適合自己的體質，反而會不健康。

有關食物、飲食，在後章會出現，但代表健康食物的海帶芽或海帶、水果、蔬菜，假如適合個人的體質或身體狀況時，確實對身體是好的食物。

但因充分攝取這些食物導致陰的氣勝而使手腳冰冷而無精打采的人也有。平常很好，但今天因吃了就是不舒服，身體狀況不好，漢方藥也如此。

●為了保持健康

其實沒有生病，但以為是生病而痛苦的人也大有人在。總覺得身體狀況不好、無法入睡、肩膀僵硬、頭痛沒好……看醫生說沒病。接受檢查的結果也沒什麼特別的毛病，但本人卻很痛苦，就這樣來商量的人很多。

那是用錯誤的健康法和不適合自己的健康法，反而傷害健康，錯誤的飲食使體質惡化，身體狀況欠佳，讓病情惡化的人。過度的牌局、飲酒有惡習的人、生病、手術、受傷、扭傷、打傷、過勞，或凡事都否定的性格，這樣產生的體毒（惡「氣」）無法排出，留在體內而不舒服的人。跟性格無關，只因工作忙碌增加緊張，體毒無法排出，反而繼續增多的例子很多。像這樣的人，因不是西洋醫學治療的對象，所以困擾了醫生。

首先開始來思考健康這問題。

從漢法的觀點來看，我強調，「健康就是，血液循環、體液的調整，尤其是『好的氣』不快也不慢，不滯留順利地循環的狀態」。健美操就是依「氣」為主體。氣在良好狀態時能保持血液循環與體液的調整都順利。

血液在漢法裡叫「氣血」，這也是受「氣」的影響而來，「氣」是漢法健身法的基本，這一點在第二章有詳細的說明。

正如衆所周知，作適度的運動，充分的休息和攝取正確的飲食，使精神安定就能保持健康。

尤其更需要思考避免老化這問題。理由是，人一老化腦和身體會產生種種的不方便。所以要保持健康，應如何來防止老化，或如何把老化延後，這點決不是過言。其實老化與年齡不太有關係，有每天向著桌子用功是七十歲的老人，也有看起來似中年人的年輕人。

●假老化

生而為人，遲早腦部、筋肉、關節、骨骼、內臟等都會衰退、萎縮、鬆弛，那是很正常的，但人的身體使用過度時會故障，不用時會提早衰退。比我們想像的還要容易衰退。

也許有人經驗過，當生病而躺在床上幾天，就會有別於疾病，讓腳的肌肉很快地萎縮而無法步行的情形。

又因運動不足，使膝、腰、背筋鬆弛時，看起來就會比較老。反映在鏡子裡的身材，感覺上如失去了年輕的活力。適度的運動，讓老化徵兆不呈現，我管他叫「假老化」。又營養的不均衡，勞心勞力或勉強身體等使精神散亂，不應該老的老化也有。

大約在十年前「健美操」教室來一位超過六十歲的人。當時看起來比實際年齡還老，但過了七十歲的現在，比十年前還活躍。與其說「健美操」創造出的年輕，不如說是「健美操」還給了他本來的樣子。想一想十年前的狀態，應該是此人的「假老化」。

不要讓「假老化」來影響真實的老化，平常需要適度的鍛鍊和養生。健美操要把假老化回復本來的樣子，反而可能更年輕。其證據為會員們大部份比入會當時更年輕。

2　什麼是健美操？

●讓女性發光的健康法

從現在開始講「健美操」。中國有採用古傳的種種健康法：

作適當的運動

有充分的休息

擔心於自己適合的飲食

保持精神的安定

此為主體，在身體方面採用中國練身法、武道、運動、瑜伽、西洋舞蹈等各流派的律動

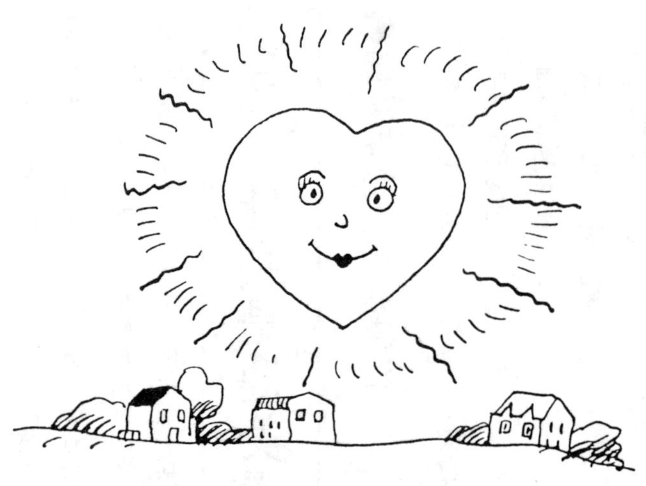

而作體操。

精神訓練方面作改善性格、腦的防止老化訓練、反射神經的訓練。計劃著心身兩方面的「健」與「美」。其最大特徵是女性為對象的健康法。

在漢法裡，想到男女共有的精力強弱來判斷的氣壓表，但精力太強（傷氣）也不好。主要的是，生殖器官保有平陽的氣，充滿活力，有平衡的賀爾蒙，全身充滿了生氣，血液循環也好，「氣」的流通也很順利。而且其氣充滿著魄力，提高治癒力，不容易生病，而能保持年輕。

生殖器官弱時，首先，賀爾蒙的氣會減少，可想而知頭皮、臉皮、胸圍、腰圍會鬆弛。所以保有生殖器官的氣，就能使其相稱，保持年輕。

以這種想法作基礎，特別注重生殖器官的平陽氣而安排的全部課程，自然有女性傾向、男性傾向的差別產生，而健美操是為女性安排的全部課程。

●女性是家庭的太陽

從廣泛的意義講，為什麼說是女性的健美操，心想女性確實非家庭的太陽不可。其太陽光愈大，家庭也愈光明。家庭光明，其家庭就健全，跟著社會也健全。因有如此想法，希望家裡的太太能明亮光輝，成為美麗健康的太陽，所以讓女性們來認識健美操。

假如太太們、媽媽們能夠了解自己的身體，能健康管理然後來應用其知識。如在家裡，當丈夫、孩子們身體狀況不佳時，有你適當的處置而不至於造成病痛。特別是媽媽乃第一個老師，也是醫生。為孩子們健康的地基而準備飲食，有時候給與正確的健康管理能左右其一生。

在我的教室裡，除健美操外古時傳來的民間療法也在體操後作重點教材。

健美操的最終目的之「健、美、幸」，其家庭像可描述為

「丈夫的健康是妻子的驕傲，

妻子的美是丈夫的喜悅，

孩子們的健美是夫婦的幸福。」

●適合個人差異的計劃

一、加㈩的健美操……鍛鍊身心的體操。也就是訓練。

二、零⑼的健美操……維持現狀，又為消除緊張，為快樂而非為鍛鍊的體操。

三、減㈠的健美操……為消除肌肉、精神、神經的緊張（減少）的健美操。所謂的鬆弛。

四、快癒健美操……讓散亂的體調（身體狀況）復元，不違反醫生的治療而幫助回復疾病的健美操。當「氣」循環不順時，使「氣」的循環好轉，肌肉收縮時有緩和的方法。

但是這裡的㈩、⑼、㈠等的基準完全為保健，或者對一般的人（雖有些微的冷感、肩酸、食欲不振，但不是很明顯）而言是個目標，而不是絕對的。

人各有健康狀態與體力的個人差異，健美操是符合各人的體操，重要的是選擇適合其人（或者體操的方法）的健美操。比如對於平常作運動或武道來鍛鍊身體的人而言，武術操、韻律操、爵士操等，雖然在別人眼裡覺得有點困難，卻是在快樂中進行的零⑼的健美操。

對過普通生活的人而言，消除緊張、減少緊張，作這種體操的較多，跟著柔軟音樂的健美操，對剛病癒的人是一種練習。對於長時間躺著的人，從床上趴起來也是加㈩的健美操。

「適合個人的健美操做法」，是講同樣的健美操，依做法也會變成加㈩或減㈠的健美操。又假如要做拉長肌肉或關節的伸張體操雖是一種，但緩慢進行就成準備運動，也是⑼的健美操，稍微加快時，變成相當的訓練，可應用在加㈩的健美操。

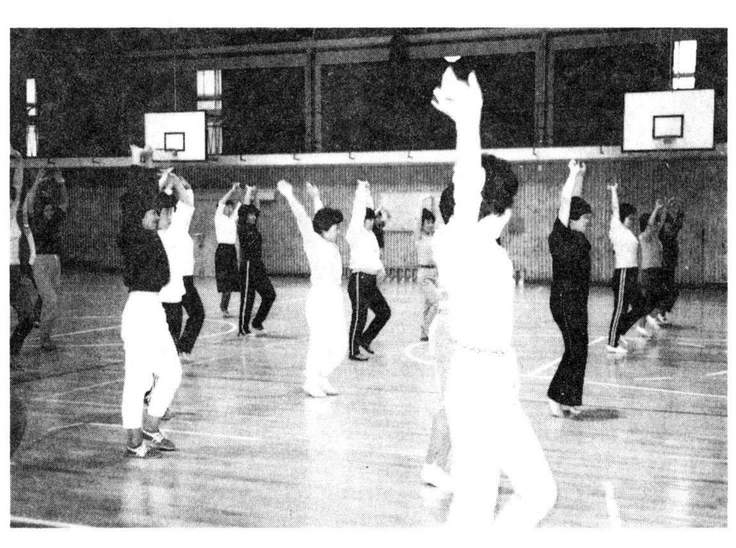
呼吸操

在此領域，視動作的平均而組合起來作成計劃。在教室裡，各組以配合其成員的健康狀態而計劃著，在第二章說明，為呼吸季節或天候的「氣」，看春夏秋冬的氣候而調整。

與日常生活有密切關聯的飲食法在第四章，第五章有具體的說明。

●健美操的五根柱

健美操的基本想法雖是漢法，但如前述，其動作由各種體裁取其成份。所以大致取名為「操」，具體的講有以下數種。

I普通操……在全面的計劃裡是當準備體操。又其操可防身體的老化，保健效果也大。

A　舒暢操（暢筋）（拔筋）（氣功法）

B　柔軟操

C　瑜伽操

D 腹肌操
E 跳躍操
F 地板操

II舞蹈操……用東洋、西洋的體操動作，邊享受練習、運動、或鬆弛。

A 芭蕾舞操
B 草裙舞操
C 踢躂舞操
D 韻律舞操
E 爵士舞操
F 有氧運動操
G 中國舞操

III中國練身法……不是訓練，主要是體操。

A 呼吸操
B 經穴經絡刺激操
C 眼睛操
D 快癒操

E　禪操、鬆弛

F　陰的部份（內臟其他）的操

Ⅳ武術操……主要為堅硬的，必要時也緩慢的。

A　太極操

B　拳、劍、棍、槍術等操

C　空手道操

Ⅴ精神的訓練

A　改善性格

B　腦的老化防止訓練

C　反射神經的訓練及鬆弛（氣功法）

D　音樂操法

這些都符合個人的體質、體調作程序設計而去指導。

●學習的流程

觀點放在以上所說的，而展開下面的說明。

1.從各種類中取其各種動作的要素，而融合東洋與西洋運動的優點。

2.作內臟的運動。
3.耳、眼、咽喉、鼻腔、齒、舌、呼吸器、膣的運動。
4.作好「氣」的循環的運動。
5.必需融合身體動作與呼吸法。
6.作刺激經穴、經絡的運動。
7.心、腦、神經的運動。
8.學習正確的飲食法。
9.納入音樂法。
10.不只為身體的健康，更要學習如何變美。這不只與健康有關連，更發展到如何修飾有感覺的外表及技巧。

●知道飢餓病嗎？

「飢餓病」就是，嚴重地餓著肚子，拚命地工作或運動，完全失去精力的狀態。因為餓著肚子，所以會引起目眩、冷汗、發抖、虛脫感。飢餓病的人，應常準備乳酪或簡單的食物在身邊較好。又空腹時的慢跑或洗澡應該避免。用補養湯回復元氣。

3　在教室裏

●直到健美操誕生

我雖然很久前就關心「健身法」，但直到有系統地將它命名為「健美操」，起因在二十六年前，五年的夏威夷滯留，被親近的人要求而教授個人的。

中國獨特的「氣」的想法，是那時我所學的西洋、東洋的舞蹈的「動作」及中國的武道，日本的空手道所修得的結晶組合。

其後數個月間，跟丈夫一起繞了歐洲各地，見識了歐洲的原有健康法和西洋的舞蹈、體操，加深我所創造的健美操體系的信心。

再來的五年在台灣度過。是把中國的健康法作重新研究的時期。在台灣開教室也是這時期。距現在二十一年前的事。

●東京・秋川教室時期

一九七二年末回到日本，從一九七四年東京郊外的秋川市開始健美操的循環。頭重、肩

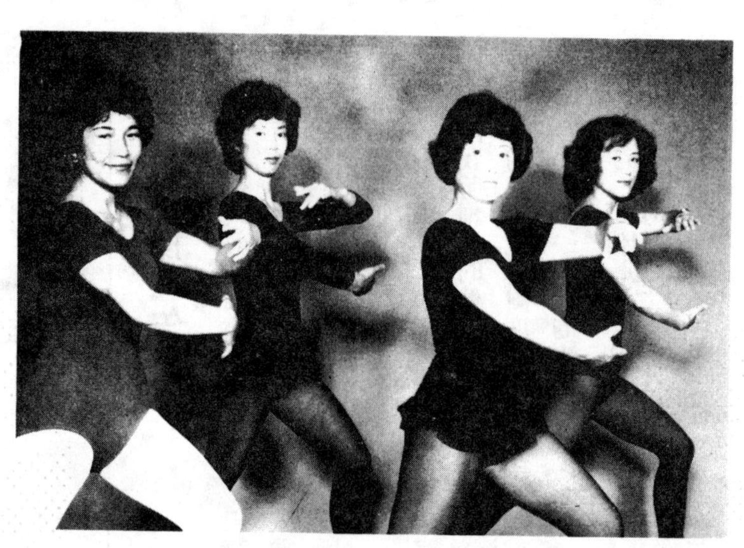

太極操

痛、腰痛、手腳冷、食慾不振，這種不調適，想消除的女性參加者多。大家都「不致於找醫生」或「去醫院卻找不出毛病，但身體的狀況就是不舒服」如此說。

大多數的人其原因是缺少運動。因運動不足導致「氣」的循環不良，血的循環起障礙，引起惡循環。

在學生時代移動身體的機會較多。一旦入家庭經過二十年及三十年，不能因運動不足，而馬上開始運動，那將引起肌肉痛或肌肉撕開、腰痛，覺得太累反而不敢繼續。長年運動不足的人，應該從柔軟的動作開始。

特別是女性用的體操應該是「柔軟」的。健美操時，為女性用程序設計的柔軟動作為中心，作好「氣」的循環為目的動作所以對當時的運動不足，有氣滯留的女性是最適合的。

又調整「氣」的循環「動作」，計劃有適合女性的「動作」。產後為肥胖而煩惱的年輕媽媽，只經三個月就大有斬獲而持續高興的反應。尤其是在當時跟著古典音樂所作的體操，好像很有新鮮的感覺。

●超越不調和的緊張

其後數年間變化甚多。親戚姑嫂問題、夫婦關係、育兒問題，甚至兄弟打架等的家庭內的種種糾紛或家長會、鄰居的相處，由公司之間而起的人際關係的緊張，或精神的問題為原因，傷害到健康的人愈多。

緊張而顯現在身體的現象有多種。現在正處在緊張中，而身體的氣傾向陰的人，其脖子相當堅硬。從後頭部到脖子、肩、膝深入到裡面的緊張，使力的讓全身常常發抖。甚至自己卻不知不覺中咬緊牙而提高肩膀。

在「他力法」方面如施予漢法調節法可馬上解決，但要自己處理時，有以下的方法。對頭痛、肩痛的處理方法，自然和運動不足的原因而起的頭痛、肩痛有差異。比如，由緊張引起的胃病，或眼睛的問題等，除對胃有效的「動作」，或運動單純的為回復眼睛疲勞的運動外，配合鬆弛法等，其效果較佳。

請以符合個人體力或情況的「動作」而來計劃體操。否則易起反效果。

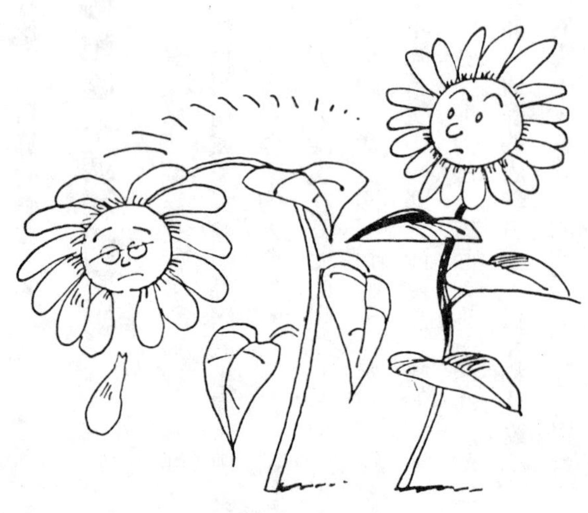

●控制氣產生活力

另外，緊張升高超過其緊張狀態的人，陰氣盛而全然失去生氣，青白的或黃色的，或鐵青著臉，時而浮起青筋，眼神（眼睛表現的神氣＝關於神氣在第二章說明）茫然，反而陰氣在眼裡表露帶有異樣的眼光。雖然身體堅硬，但手腳無力、身體覺得軟綿綿的。或者沒力氣而稍微發抖的情形。以火來講，燒盡而還冒著煙或變成灰的狀態，也可說是人的芯在萎縮，反正是很糟的狀態。

在漢法裡叫做傷到「神氣」的狀態。但非所謂的西洋醫學裡的生病，所以檢查不出原因，也表示在數值上，有這樣困擾的人愈來愈明顯地多起來，被判斷為自律神經失調的情形也有。

用「氣」的觀點來看緊張狀態時，較為容易了解。因「氣」和意識或心理狀態的關係實在密切，心理上的扭曲時，「氣」的循環發生障礙，循環時快、時慢，把整個「氣」損傷，身體的各地方發生故障也理所當然。

在健美操的想法裡，氣發生滯留時，用漢法散血法等把它打散，消滅時取「好的氣」，讓其不滯留而全身循環的體操（呼吸法或體操）以及進行飲食法來改善身體的不調和。充滿活力的身體和「氣」，也可把意識變成向前的。雖然在時間上有個人差異，但大家必需能自己控制心和身體，回到自願的狀態。

●疾病回復後需注意的

疾病治癒後，因體力未回復，食用冷性食物時會胃悶，有全身虛脫感。

●生產後

在一個月內連續吃冷性食物時，產後體力回復較差，母乳也變少。此時身體狀況不佳會使女性提早老化。宜盡量食用溫性、平性食物。

4 符合個人

●罵小孩

我的外公是漢文學家，也可說是有濃厚宗教信仰的人。這些也滲入日常的生活。

在中國罵小孩時，用供奉在祖先牌位棚架下的細竹棒打小孩的腳。外公看到有個媳婦用其竹棒打小孩，罵道：「母雞也會小心翼翼地孵著蛋變成小雞，常常呵護小雞帶著到處走，你比畜生還差。」但對某孫子卻自己拿著竹棒直直打。

還小孩的我，常覺得外公一下這樣講，一下那樣講很是奇怪。

對外公，這個孩子不能打，那個孩子不打不行，這些事是以身作則。所以最了解自己孩子的母親，看了他人寫的育兒書照單全收的教育，不管新生兒是否餓了，只看鐘錶的針三小時授乳一次的情況，覺得原來嬰兒也有個別差異。

●自然地養育嬰兒

受某小學的家長會邀請講授健美操後，照往例圍繞我，而給予任何發問的時間。那時有位年輕媽媽（A）問：

「老師，我的小孩出生不到五個月，但好像肚子很快就餓，三個小時的授孔時間未到就哭，是否有異常？我也焦急著想哭。」

以下是其會話。

淺井：「咦？為什麼？可以給吸奶呀！」

A媽媽：「是常這樣想，但三小時還沒到，等得不耐煩常盯著時鐘看。」

淺井：「咦！有個人差異，應該看的是孩子，而不是時間。」

A媽媽：「可以嗎？三小時還沒到呀！」

淺井：「當然呀！書上所寫的，醫生所講的，到底只是參考並非絕對。」

A媽媽：「那如何做較好。」

淺井：「用『氣』看你的孩子，一定是又大又壯的，常常動著手腳不是嗎？」

A媽媽：「咦！為什麼知道呢？」

淺井：「從你持有的『氣』可看出來。你的小孩『陽氣』很旺盛，壯得不時活動手腳，而且流好多的汗，所以馬上會口渴肚子餓。我們像小孩一樣活動看看，維持不到三十分鐘的。」

全體人員：「真的！」（笑）

淺井：「雖然這樣也不能常給予授乳，小孩會太胖了。」

全體人員（笑）

A媽媽：「知道了，看情形而定，我真是不懂得隨機應便。」

B媽媽：「老師，我的小孩雖不是那麼好動，但還是維持不到三小時。」

淺井：「還是有人在計較三小時。」

全體人員（笑）

淺井：「你的小孩，不用體力，是用腦筋取勝負類型，手腳或身體雖然不動，但眼睛卻到處看，非常使用神氣，因氣的消耗而使肚子餓。」

C媽媽：「我的孩子常常在睡，時間到了也不起來，勉強把奶瓶放進口裡，或拍打臉頰，搖動身體也沒辦法。」

淺井：「是不是也三小時到了？想睡就讓他睡吧……。」

全體人員（笑）

淺井：「睡醒再給他喝吧。」

D媽媽：「雖然知道，但擔心是不是肚子餓了，發育會不會慢下來…。」

淺井：「這種掛慮是多餘的，這也不是那也不是，這種不必要的氣使用過度時，那種氣被小孩接受時，小孩會變神經質。自然的養育比較好，肚子餓時給他奶喝，想睡就讓他睡，

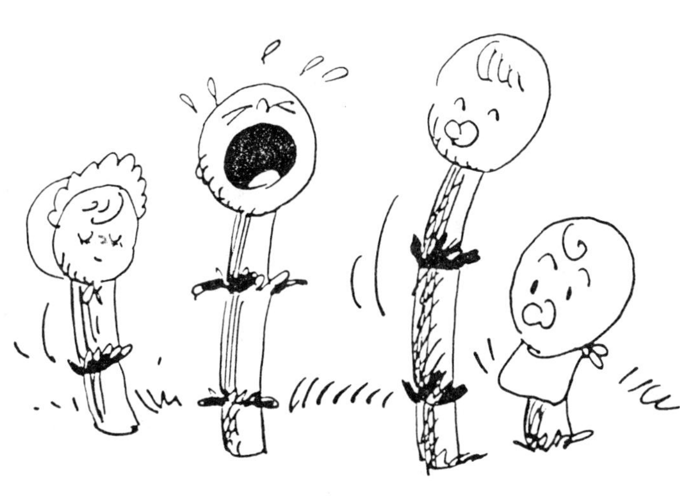

三小時是通常的目標，它只是參考。有個人因工作在香港滯留，太太剛生小孩，雖然用心地養育，結果自殺了！好像是帶孩子沒辦法像書上所寫的進行，導致神經衰弱。」

全體人員：「咦！」

淺井：「所以我們需要考慮個別差異！」

●過與不足取中庸

話雖然偏離了主題，但有一點很重要，事情總有正與反的兩面。比如，勸用健康食品的人說：「現在的醫生讓人泡在藥裡，更會傷害健康。」確實有真實的一面，但是世上也有靠醫生治好的人，事實上動手術而救回一命的人也大有人在。

在健美操會員裡實際上也有這種人，每月花幾萬元購買健康食品，拼命的攝取，反而傷害到健康的人也有，應該時常觀察其兩面。

在健康上，上班的先生白天作事，晚上又有工作上的應酬忙了一天，雖然很累，有人還要上游泳池，上體育館。不管怎麼樣，早上雖睡眠不足但又早起作慢跑，反而累壞了身體。相反的，看別人做過頭而死，所以自己不做，但卻因慵懶而把身體弄糟。不必考慮的太過份，應拿掉其拘泥，則無論在精神上、肉體上雖然放出「外氣」，結果都會好轉的。

所以說，健康操標語的「中道」，就是沒有過與不足，需符合個人條件。

●苗條是危險的

稍微探討一下現在的「健康觀」。

有一次，我所主持的健美操教室，來了一個中年女性，因「我想再瘦十公斤」而申請入會。那時的體重是四十四公斤。我說：「怎麼這樣呢。你應該多胖五公斤還差不多。」但她說：「這麼胖多難看，死掉算了，好想瘦下來。」任由我如何的勸、說明都不聽。結果在旁邊有七十五公斤體重的學生，一心想減少體重的說：「那我該怎麼辦，是該早就死了。」一生氣就哭出來，當然七十五公斤體重是超重，但苗條就是健康，這是何等的錯覺。

沒像時裝表演的模特兒那麼瘦就不美，這種風潮使健康上需胖的人也尋求減胖的方法，這實在很危險。尤其對於女性。

先前四十四公斤的人，一直減量到三十五公斤，因勉強的減肥，而傷害到身體，結果又有氣無力地回到我的健康教室。無奈的說：「應該聽老師的話。」

女人的肚子，因需要保護子宮或腸的皮下脂肪，應該超出腰骨三公分比較好。當然需要緊縮的。無鬆弛的肌肉來支住子宮或腸等內臟，緊縮的、剛好的皮下脂肪來保護內臟的狀態，才是健康上美的肢體。

無論在西洋醫學或東洋醫學上，體重必需符合其人的骨骼組織，而從骨骼組織可算出其人的適當體重，來我教室的人中，求瘦的人約百分之三十，需胖的人約佔百分之四十，其餘可維持現狀，好像需胖的人較多。

●不適合自己的「減肥法」的可怕

做健康操之後，本人或其家族的健康問題反而比較多，大家無所不談也是一種快樂。

會員A：「老師，這次想談談關於減肥的可怕。」

淺井：「是的，前面也說過，有需要瘦的人才減肥，沒有必要瘦的人就不必減肥。年輕人或正在發育的小孩，雖不胖也進行減量飲食法的風潮，實在讓人擔心。」

太瘦是如何的可怕，首先其氣不足身體會冰冷；內臟會緊張，機能下降，「氣」「血」的循環會更不順，身體狀況常常覺得不好。天生瘦的人，符合其骨骼的例外，作不適合自己的減肥而言，則容易感冒，引起貧血；子宮的氣也不足時，成不妊症，或雖懷孕，卻缺乏運送嬰兒的「氣」而容易流產。或者難產，產後的體力恢復不好，沒有母乳，產後、病後的身體回復也慢。

而且中年以後，自律神經失調症或更年期障礙會更厲害，皺紋或雀斑會增加，脫毛多，牙齒和眼睛會變壞，停經會早，腦「氣」也不足，容易得痴呆症。

不只是「氣」，因為減量飲食法而營養不足，體質容易虛弱，容易犯皮膚炎、氣喘、花粉症等等……。像這樣你也非減肥不可嗎？

瘦的人大體上陰的氣多，胖的人陽的氣多。當然肥胖症也是成人病的原因，總而言之，兩極都不好的「氣」的原則正在此。

●注意健康酒

聽說健康酒對身體好。但是這也有個人差異。高血壓、心臟病、不整脈、目眩、炎症、酒精禁忌的人、有咳嗽的人是不適合的。

健康酒有梅酒、枸杞酒、蒜頭酒、高麗參酒、花梨酒、梅和花犁用蜂蜜醃（胃弱、冷性的人不適合）。

第二章　掌握所有的「氣」

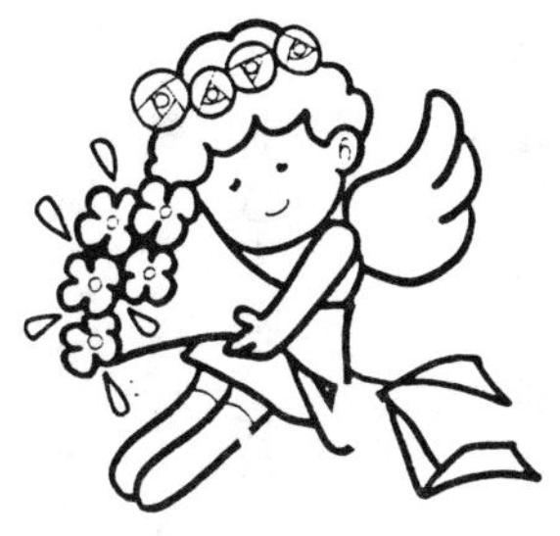

1 何謂「氣」

日常生活裡也有好多「氣」

我認爲的健康法的基本，在前面已說過是中式，而且是中式的「氣」。那是什麼樣的東西？我們可以這麼想，健康的狀態就是陰陽的氣得到平衡，而且不會滯留，順利地循環到全身的狀態。所以先就此重要的氣開始說明。

「氣」給人的印象好像只是中國的東西（確實發生在中國）。有關於「氣」的書常常被提起，如「生氣」、「平氣」、「和氣」、「志氣」、「勇氣」、「陽氣」、「陰氣」、「元氣」、「病氣」、「天氣」、「大氣」、「電氣」、「磁氣」等等，無意中融入在日常的言語，一定是在以前已把「氣」融入日常生活。

我如此想是有很多根據的。

首先，古時候的先進賢達，能夠把佛教經典如此正確地傳達，可見跟神佛可以說是一體的「氣」。

其次，在日常所使用有關「氣」的話，非常明確地表現氣的事情。

例如，「性急者損氣」從這句話看氣的觀點，「神氣」（心或腦的氣）不是很大量的人，氣無法達到身體的末梢，短的循環，可說是損氣的原因。也就是氣無法長流，因為短，呼吸淺而短，以致性格也變成急躁而有種種的損失。折損了氣，壞了身體，有凡事無法順利進行的弊害，性格急躁時會有種種的損失。除此之外，還有很多。

中國氣功所含的氣，在其長期的歷史中，有過幾次盛衰的循環，但到最近的十年前，有數位人士發表其研究，並導入醫療而引起世界的注目。但是，氣功以氣為主體，在體操上沒有什麼動作。

氣功確實很了不起，我覺得很驕傲，但是氣功家不是水準都很高，氣功也不是萬能。

●所有的東西都有「氣」

氣在天、在地也存在著，星星、方向或風、時間、山河海、空氣、水、礦物、植物、動物、語言、文學……所有的東西各有各的氣。氣是波浪、電氣、磁氣、空氣、光、熱、水、音、色、香、空氣包含其他的。

以下把氣大體上整理一下。

天象氣——天體各自的氣（東西的氣）互相吸引或排斥，又有感應的氣、循環的氣（有作用的氣）。而各天體與天體間的氣，那是指對地象的氣無法到達的範圍的氣而言。

在這裡所說的天體，是以人來看，天有三寶，也就是「太陽」、「太陰（月）」、「星」。嚴格地說，太陽是恆星，月是衛星，地球是行星，都是星的伙伴，但是數千年前中國就把自己（人）放在中間，而分成天和地來看。天上的所謂三寶稱為日、月、星。

作為天之氣的「五行之氣」——有天體的木星、火星、土星、水星等這五種的氣。

又將此五種的氣分為陰陽十種的氣，即是「天干之氣」——甲、乙、丙、丁、戊、己、庚、辛、壬、癸。

那就是：

木—陽（甲）　陰（乙）

火—陽（丙）　陰（丁）

土—陽（戊）　陰（己）

金—陽（庚）　陰（辛）

水—陽（壬）　陰（癸）

這五行的氣是互相相乘的，有相性相合的好氣和爲相性相剋的惡氣。

而且天體界的上層有東方八天、南方八天、西方八天、北方八天，中央共合計三十三天的方位的氣（能源）（東是陽屬木氣，南是極陽屬火氣，西是陰屬金氣，北就是極陰屬水氣）。

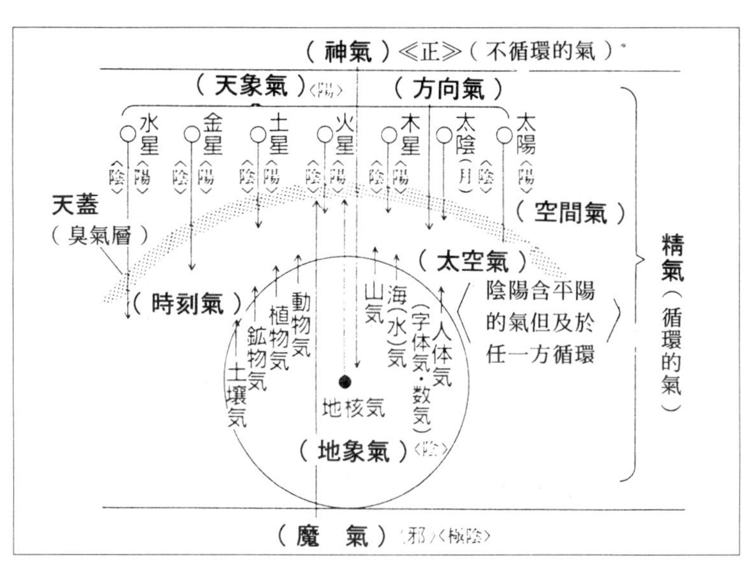

地象氣——作為地之氣。

①十二地支的氣　（子、丑、寅、卯、辰、巳、午、未、申、酉、戌、亥）方角的氣和時刻氣。天之氣就是陽，地之氣就是陰。

②地球自身的氣　是從核心發出來的。地球的氣，在以前是從無極生出的陰陽氣中陰氣下沈浸入地球，在內核佔有據點。

③地球上所有的氣　指存在於地球上的動（包括人類）植、礦物所有東西所持的氣，或海川等的水氣（作為物質的氣），而且作循環，感應或同化，又排出，吸引等的氣（作用的氣）。

太空氣——指融合天象氣和地象氣，充滿空間的氣。用偉大的自然的妙法，用天蓋（臭氧層），阻擋對人類有害的氣。

字體氣——指字體（書體）所含有的氣。

存在著掌管這些所有的氣即爲偉大的神之氣。

因為氣是經感應而同化，在天是五星（木星、火星、土星、金星、水星），在地為五行（木氣、水氣、土氣、金氣、水氣）的氣，在人是五經〈臟〉（肝、心、脾、肺、腎）。

陽的氣——溫暖、熱、明亮、氣味（香）、昇、動（膨脹、助長、創造、修復、生有），居於表、極於陽時暴發、破壞、滅亡（死亡），歸於無（成為陰）。陽的氣主是「善」的，歡喜、希望、前進的、幸福、愛、互助、努力。

陰的氣——寒、冷、暗、氣味（臭）、降、靜（停滯、凝固、凍結、無、死），居於內，極於陰時，崩壞、消滅而「無中生有」即從無生有（或為陽）。陰的氣主是惡的、悲傷、失望、退後的、不幸、憎恨、排他、怠慢。

氣在某一地方定著時，稱爲會生「主」。主就是氣的心、質，或可這麼想，是能源的總掌管。颱風有眼，那就是颱風的主。氣的主有通正神成為生氣的「神氣」，和通魔神或鬼神，成為邪氣的「魔氣」。魔氣是造反的氣，就是和好的氣相反的壞的氣，稱為邪氣，心的氣就是作用的氣。

方向氣——方位分為東西南北的四方。此四方的位置，首先產生中央點，從此向各方位放射氣而決定方向的位置，而從各方向朝中央點放射氣。簡單地說，就是方向和中央點互相對應而互相放射，也就是來回的氣。

又，從中央點成放射狀發出的氣，決定東南、南西、西北、北東等的方向。

且東方是陽氣也是木的氣，人體的肝臟也是陽的木氣，所以會感應。又從東方吹來的風是氣主（能源的主要性質）是「濕」的，會傷害人的肝臟。

南方的氣是極陽的氣也是火的氣。因爲在人體中心臟是火氣，所以會感應。南方的氣主是「熱」的，會傷害人的心臟。

西方的氣是陰的氣。也是金的氣，人體的肺也是陰的氣，金氣會感應。氣主為「燥」的西風，會傷人的肺。

北的氣是極陰的氣也是水的氣，在人體因腎臟是水氣所以會感應。氣主是「寒」的北風，會傷人的腎臟。

正因這樣，我們的人體被對身體不好的外面的邪氣所侵入，擾亂了內氣（體內的氣），或者被擾亂得生起病來了。

●東西、作用、神之氣為三要素

如上所述，氣達到陽或陰任一方的極限成爲破壞、壞滅、或崩壞、消滅（放大看，還是在循環）的一種東西或狀態，進行著「陰極陽」、「陽極陰」反覆的循環。

氣就是像這樣的東西、作用，其實有更重要的一點。那就是有天的地方就有司掌此氣的偉大的氣存在。那就是神之氣，即神氣。不信神的人，把他想成是偉大的宇宙能源的總掌管即可。

依中國的想法，前述的天的三十三天的方位氣，而更上方有欲界（六天）、色界（八天）、無色界等三界，再上有四寶（天空、無邊處、天識無邊處）從其規模的框框跳出，而無限的廣大。這就是永遠無窮的神之氣，也就是人中的心之氣。人的心之氣通達神，人類心或腦之氣也稱為神氣。

氣就是，東西、作用，且最重要的是神之氣，這三個缺一不可，單就氣這種東西來講，寫成數冊書，也沒辦法講完它是如此地深奧。經由中國五千年的歷史，累積先人研究的無數書的記載，屬於氣的技巧的一種氣功，雖然經過複雜的發展，但也漸式微了。

對於有關氣的想法，在此書我把焦點放在人的氣上，與健康的關連漸漸來討論。只是，人之氣也是全宇宙的氣的一種，是其一部份，雖稍微複雜，但無法避開全宇宙的氣，而只講健康操。

●氣是人類生命力之源

人之氣即是「電磁氣」、「電磁波」「念波」等等，有種種說法。

那是因人的氣表現於外時，以電氣或磁氣這些形式出現，也會變成光。中國所流傳的武術傳，術者坐在地上互相在空中用劍光打鬥的「吐劍光」等方法，是武道家或術者在互相運氣時所發的光為根本而形成的。

人體氣用別的講法時，大概以人的生體能源或者生命力較為接近。也講人的小宇宙人之氣，大致包括下面三種：

神……思考、意識、意志、腦部或神經，是心的氣、通神的氣、「有作用的氣」，也稱為精神的能源。

精……先天從上一代所承受的精氣，和後天從空氣或食物得來的精力能源即是。神氣以外的身體的氣是精氣，主要為五臟六腑的氣（臟氣），肌肉的氣（肌氣）、骨骼的氣（骨氣），還有「體力之氣」和「精靈之氣」。

氣（元氣）……生下來的同時，生體所發生的自己的能源。

神、精、氣的陰陽很均衡是理想的氣，還有對身體好的氣稱為「正氣」。神、精如無元氣的氣時就無法發動。

精氣集中在腎臟，神氣則在眼睛。

正直的心稱爲真心，正當的氣稱爲真氣。

●誰都擁有的氣的作用

氣雖然無法自覺，但伴隨著氣人才能活著，它是任何人都擁有的東西。人的身體流著血液，其循環順利時就能保有健康，相反的情況時變不健康或招來疾病是人人所知的。但在十七年前剛開始健美操時，如果說：「血的流通順利時會健康，滯留或『瘀氣』時會傷害健康。」臉上出現奇怪表情的人很多。

而人有與生俱來的所謂的自己治癒力，其實那也是氣，受傷時，或生病時依其程度，可以用自己的力量去治好的事實大家都明白。但是用氣來治自己或別人的疾病或減輕時，聽來的或者自己體驗過時，一樣會覺得驚訝。

例如，孩子生病時，母親會抱著孩子摸摸頭或握著手，或邊摸其胸部邊說：「快好起來，要有元氣。」將這些話說出口或在心裡唸著。這些稱爲用氣。和只讓其躺著休息比較，使用氣的場合，治好的時間應該會早些。

2 認識氣

以我自己的體驗，女兒出生不久後，一直被原因不明的發燒所困擾。每天因空手道和健美操的普及而忙得喘不過氣的我，看過幾次醫生，也按時吃藥，因爲我的母親和帶孩子的佣人，還有嫂子三人帶得很不錯，所以白天就安心的交由他們帶。

但經過幾個月後，燒也沒退，於是焦急起來。爲此放下一天的工作一直抱著女兒，邊唸著快快好起來（用氣）邊跟她講話或親親臉頰。結果一直無法退燒而讓大家擔心的燒，半天就退下來，到傍晚已經活潑地亂動起來了，家人都嚇了一跳，此情此景到現在還記得很清楚。母親的氣的「愛情」勝過了一切。

現在女兒已經二十歲了，一直有同樣的情況發生。在我家裡有任何事情時，放棄所有的事情一心一意地用氣照顧時，簡直不敢相信地好轉起來。這些不只我會做，任何人都會，不會很難。只要了解氣就可以。

如果修得這些事情，在因應體弱的氣人的氣上，從外面給與氣使其氣足，引出病人自身的自然治癒力，能夠讓他回復過來。

〈注意感冒〉

受某學校家長會的邀請而演講時，接受了下面的相談。

A：「我的孩子雖然是小學五年級，但常感冒，在一年當中很少沒有感冒的日子。」

淺井：「是從幼稚園開始嗎？」

A：「咦！為什麼知道呢？」

淺井：「觀察你的氣，多少知道你的孩子是不是常感覺冷呢？」

A：「是，就是這樣。」

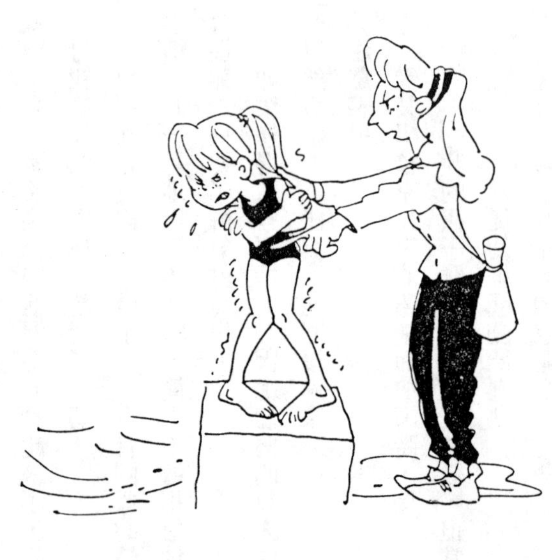

淺井：「小時候常穿著很暖，一下由於母親心境的變化，是不是開始讓他穿得少？」

A：「就是這樣，有點神經質似地給於穿多衣服，被老師說不要穿得過多，所以想訓練他……。」

淺井：「像這樣的媽媽很多。從生出來就保護過度，穿太多衣服沒什麼抵抗力的孩子，有一天突然間由於大人的想法而脫衣服。對孩子來說是一大困擾。會感冒的。」

（笑聲）

淺井：「像這樣感冒就去看醫生，拿藥回來吃，在吃藥又感冒的狀態下，又受了涼了……。」

（全體人員笑）

淺井：「因氣喘而痛苦的孩子，有一天突然把他硬拖進遊泳池，也有這樣的母親！」

全體人員：「是嗎？」

淺井：「原因是在電視上聽說，氣喘的人游泳就會好。所以每天拖著討厭的孩子去游泳，結果讓氣喘更難好。」

B：「呀，老師耳朵痛！」

淺井：「你也是這樣是嗎？比想像的多，想趕快治好，一心想讓他強壯起來。」

（媽媽們同感）

淺井：「體弱的孩子要慢慢地鍛鍊，急不得的，現在很痛苦時，等恢復後再來，沒有一步一步來是不行的。這些雖然是很簡單的道理，大家都知道，但是媽媽們都會緊張。不慌不忙，直直看著孩子的眼睛（這就是在用氣），像在暖和身體——而不是讓他多穿衣服，讓他穿穿脫方便的衣服，養成冷時加衣服，熱時脫衣服的習慣（直到強壯）。不只身體，也要溫暖其心。喂！這樣會著涼哦！會氣喘哦！不能這樣也不能那樣，結果沒辦法走出氣喘的陰影，而久久無法治好。」

（全員爆笑。說耳朵痛的人層出不窮）

淺井：「這樣叫做『加惡氣』。由脖子和肩膀邪氣容易進入，用手帕或綿布圍著脖子較好。冷飲容易讓支氣管和腎臟受冷，所以不給冰水或炭酸水喝。尤其引起鼻塞……」

淺井：「氣喘的孩子主要是容易感冒。這點雖然大家都知道，但總以為有在吃藥，看過醫生就安心。剛洗過澡的孩子，穿薄薄的衣服在風吹的戶外玩的媽媽也有，尤其感冒時，洗澡要絕對禁止的。以為弄髒了或覺得氣氛不好，每天不洗澡不行的媽媽也很多。但是治好前，臉、手腳、屁股沖洗一下，有咳嗽時脖子用綿製的圍巾或手巾圍起來。風邪是從脖子和肩膀進入，所以洗完澡的孩子在有風吹地方玩耍是很離譜的。容易感冒的孩子應該每天叫他做乾布摩擦才好。」

大家：「那是知道的，不過覺得很麻煩。」

「就是呀！」

淺井：「希望孩子健康，怕麻煩是不行的。尤其是稍微好轉就放棄，反覆幾次後，就不知不覺間變成虛弱的體質。平常就該多注意。有個好的方法忠告大家。每天洗完澡時，用乾毛巾從手腕和腳的外側由上而下，內側由下而上，胸部和背是左右，肚臍的周圍是左右兩面轉大一點，脖子是前、兩邊。後面是上下，邊擦拭濕的身體各六回，快速摩擦就可以。不必浪費特地乾布摩擦的時間。」

全員：「那很簡單，可以全家一齊來作呀！」

淺井：「是呀，不僅皮膚會好，把惡氣排出，氣的循環也會好。長年的氣喘，虛弱體質，花粉症會治好。那不只是治療，關懷是很重要的。」

●氣與意識要密切地結合

影響外面效果的氣以後會說明，稱爲「外氣」。此種外氣會反映一個人的人格。圓滿人格的人會有「好氣」出現，性格不正的人，其外氣也不佳。所以不是很好的「氣」，甚或是「惡氣」被隨時加入就很危險。雖然患部好了，但隨著加入者的惡氣所伴隨的「外氣」，傷害到受「氣」者好的部份，也會承受到其惡氣。

為了不給予親愛的家人惡氣，身爲妻、媽媽的我們應該要保有好的氣。那就是在有意識地加氣時，無意識時、睡覺時，將自己的氣在向著對方放射。有本書說：『結婚就是把各自的惡氣互相的塗抹』，讀後感覺得實在太妙了。

還有一點，它對太太或媽媽們雖是很刺耳的話，但卻是很重要的。常常有人抱怨自己丈夫。為什麼跟這種人結婚？做什麼都不行，常常失敗……。雖然丈夫想開始某種新的行業卻說：「反正不行的，一定不行的。」

用輕蔑的態度或言語來應對。其言語不但傷害到丈夫的幹勁，從氣的觀點來講，等於暗中把「不行，不行的」的氣加在丈夫身上。除了自己與生俱來的惡氣之外，用往常的言語行動來加氣。

孩子也是一樣。對不愛念書的孩子說你一點也不用功，不讀書，不讀書，同樣的話（語氣）每天都講時會被「氣」所縛或被催眠術一樣，雖然想念書也沒有辦法念下去。

成績不好，「成績不好」「數學不行，數學不行」「會變壞，會變壞」「你身體不好，不能作這個，不能作這個，不能作那個」「氣喘會發作，氣喘會發作」「你這樣時會考不上，考不上」像這樣加氣時，或者會像媽媽所希望的（？）變壞了，身體不好，氣喘發作，考試考不上的。

尤其，當媽媽神經質地大聲喊叫時（極陽的氣）、變神經質時（極陰的氣），其氣會加得很緊。這種事情不注意時，會很麻煩。像這樣氣和意識、言語有著密切的關係。

●提高自己的氣的水準

我想起一件驚人的事情。四～五年前，當我訪問生體研究所的工廠時，廠長所說的——在工廠因實驗用所飼養的幾萬隻腮鼠的研究才知道的。

由惡的母腮鼠所生的一定是惡的小腮鼠。無論如可改變遺傳因子的組合或操作其細胞，惡的母腮鼠之子就是惡的。在研究所一切惡的母腮鼠會處理掉。人類亦復如此，母親惡時同理就會生惡子，所以當母親的一定要格外注意，這是要向天下的母親特別提起的。此事深深地烙印在我心裡，無法離去。

以氣的觀點來講，從其有「惡氣」的母親承接遺傳因子的小孩，本來就繼承了「惡氣」

，以及在日常生活中漸漸從母親得到「惡氣」，而且也可以說「神氣」、「精氣」等所有的「氣」和母親的氣是互相感應的。

像這樣，希望孩子大方、卓越，希望丈夫成功的母親、妻子，應該如何做，對於此點自然有明確的答案，提昇「氣」的水平是目標。

從腮鼠的事情中更驚人的是「與父親無關，不好的父親也會生好的兒子」。聽到此話，我確信一直以女性為對象，從事健美操活動是如何正確的。

●觀察氣

這種氣，通常無法用眼睛來確認，雖然腦裡好像瞭解，但無法用肌膚接觸的部份，似乎無法理解。也有用眼睛看的方法，可試試看。

把戒子拿掉，套在項鍊上作爲墜子（垂飾亦可）。抓住項鍊的兩端，看著垂在下方的戒子。唸著「左、右」。說著說看戒子會向左右移動。進一步左轉、右轉、前轉、後轉、停止等，依照自己的意識移動。這稱爲唸氣。

氣不只是電氣，非金屬的鎖，即使是布或繩子做墜子，一樣會動，由這一點便可證明。

像這樣，自己的唸氣作用於事物的事情看在眼裡，不得不想到應該要對自己的氣負起責任。而且把氣活用在好的方面，確信能得到好的結果。

●氣是自然的生理作用

假如想像氣是極自然的生理現象，也許容易掌握一些。它並非不可思議的事情。只是我們把它忘掉了，沒有感覺到，眼睛沒有向著它而已，氣有強弱之分，但只要活著的話，任何人都會擁有它。

重要的是要知道，雖然有「好的氣」，但也有給人帶來災害的氣，所以把氣善用在自己的健康上，為著美，為著幸福而努力。

在做健康操時，要認識自己的氣再做，其效果全然不同。

●能認識氣時

「氣是會循環的，極端時變成反對的氣，是氣所能呈現的情況。即極陰時變成陽，極陽時變成陰」，如能銘記此一事實，當現在處於逆境的人，抱著希望一心努力讓陽的氣產生，此時會親身體驗到狀況必然會好轉的事實。

處在成功得意巔峯的人要抑制傲氣，讓「成功氣」不會極端到成相反的「失敗氣」的悽慘狀況，心裡要了解這一點。

還有，具有不好的性格的人所發生的毒氣，比任何公害物質更會破壞臭氧層。想拯救地球的活動極爲風盛的今日，有多少人知道，清潔我們的氣是此一活動的捷徑呢？

心正而發出好氣的人，和神之氣波長相合，你和他都能過著健康而充滿愛和感謝的幸福人生。產生惡氣的人，你和他都會引來種種不幸。正氣之主是善也是愛，成互相幫助，互相關懷的「社會氣」，邪氣的主是惡也是憎，成相爭、破壞的「社會氣」，這種氣感染極端時，引起國對國的戰爭，成為互相慘殺、破壞的狂氣。

此種極毒氣成為破壞天蓋的強力能源。

讓我們每一個人心連心，不發出毒氣，互相發出好的氣，努力來淨化惡氣吧。

3　人體的氣

●「內氣」和「外氣」

人體的氣，有在身體內循環的內氣，以及由毛孔、經穴或眼、鼻、口、耳、肛門（五孔）向身體外面排出的外氣。內氣是由呼吸所得的氣和由食物所攝取的氣。

為了維持生命而使用的內氣的廢氣，在吐氣時，經由大小便和汗腺、經穴或五孔以外氣排泄出來。外氣還有一種，訓練的氣功師用精力發出的氣，或大部份人體之外的所有氣也稱

「外氣」。

另外，人類的氣有陰和陽兩種，得到平衡的狀態時，就是健康的狀態。由於食物或受感情的影響而陽氣和陰氣失去平衡，季節或風、方向其他各體外來的氣，受此影響，人體也有反應。

●疾病的氣

在中國有引起疾病的六個氣（六邪）。就是，風氣、暑氣、濕氣、燥氣、火氣（熱）、寒氣。此外也包含細菌稱爲外邪。其中任一個侵入身體時，會使氣生病，所以稱爲疾病。

前述的東西南北等方位和風（季節風）的氣主（濕、熱、燥、寒）等氣侵入時，會變成下列的情形。

風病——風質的手腳的風濕症或神經痛、腹痛、頭痛及其他。

濕病——濕質的關節痛或潮濕的濕疹及其他。

燥病——燥質的脫水諸症狀，燥咳、燥性便秘、燥性頭痛及其他。

熱病——發炎性的諸症狀，發熱、化膿及其他。

像這樣，體質上有風濕症因素的人，被風氣或濕氣侵入時，會引起風濕症更嚴重。

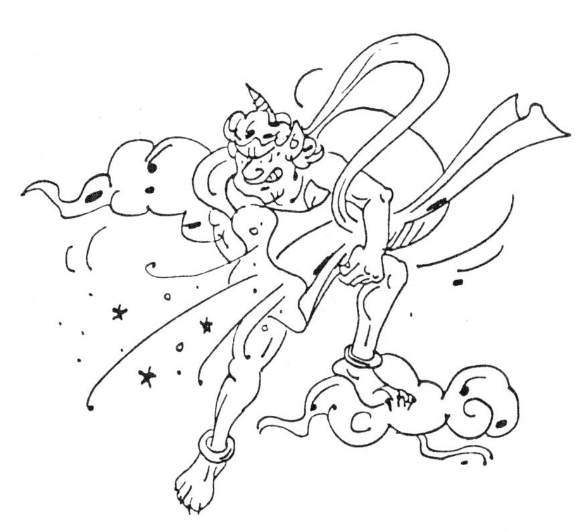

●電風扇等風氣要注意

在教室內做健美操後約三十分鐘，講授有關於健康的忠告及中國民間療法的講義。本人或家人的一切諮商居多，大家無所不談的聊最為開心。某一天有下面的談話。

淺井：「在日本把感冒讀成風邪，『風邪』，在中國讀法如其字『風的邪氣』。」

大家：「是呀！老師！」

淺井：「關於感冒的事情，氣有好的氣和壞的氣，例如人類為著要維持生命燃燒能源後，排出廢氣，宇宙也為著要森羅萬象的循環而排氣。」

（大家頗有同感）

淺井：「壞的氣有很多種，以季節來說明時，在春天終了時，春天的能源——諸如氣候變暖，讓花開等等，其使用後的排氣充滿在宇宙間。夏、秋、冬亦如此。此時其排氣即邪氣進入我們的身體（受了風寒）讓氣生病了。

由於這樣，電風扇等風氣也不是自然的風，對身體是不好的邪氣。特別是整個晚上開著電風扇睡覺的人要注意。」

A：「我就是這樣。」

B：「我也是！因夏天太熱了無法入睡，所以幾十年都從晚到早都開著！」

淺井：「是，說起來大家都一樣。白天也不好，尤其晚上睡覺時毛細孔開著，邪氣由正面侵入。所以關節痛、風濕痛、鼻塞、喉痛、氣喘等會發作也會惡化。」

C：「大家都會這樣嗎？」

淺井：「假如長時間這樣做的話。特別是本來有其缺點的人會馬上應驗。」

（全員動搖）

D：「我是不分晝夜都吹著電風扇，所以會不舒服。」

淺井：「是的，也會頭痛。鼻塞或口乾、無食欲……等等，長時期整個晚上被風吹得神經無法休息，常常不安寧。」

E：「那不吹電風扇，開冷氣會比較好嗎？」

淺井：「那就糟了，那是變冷氣的邪氣……也是冷風呀。」

F：「不能吹冷氣，那不是很傷腦筋嗎？」

淺井：「真的，我也很傷腦筋。」

（全員爆笑）

淺井：「總而言之，自然最好的。打開門窗……真正沒辦法時電風扇向牆壁吹，或向下吹，最熱的時候開少一點時間的冷氣，因習慣時，無法忍耐熱度。」

全員：「是這樣。」

淺井：「還有一點很重要的，電風扇不放在腳下，尤其睡覺時睡相不好的人，當打開雙腳時……」

（全員爆笑）

淺井：「男人沒關係！沒有侵入的地方……女性的子宮被風氣（腳跟的窗門關著，睡時從外面）或被夜氣侵入時，會引起很大的腹痛。正確的講就是子宮痛。」

（全員爆笑！笑倒的人不少）

淺井：「那樣的事情不知道是風氣，跑去看醫生，吃了藥做檢查也不知所以然。但本人是發生痛得要命的情形。」

全員：「老師，那時候怎麼辦呢？」

淺井：「好，這回因時間超過了下次來講。」

全體人員：「盼望下一次。」

淺井：「那些對孩子的『脹風腹痛』時也可參考，請期待吧！」

全體人員：「是。」

下次的體操日有這樣的發問。

F：「上週聽老師的話，這樣想，是否把我家的廁所開溫風……？」

淺井：「是的，我的氣已經通了。上週沒時間講，我想應該把這事講一講。很好的發問，謝謝你。上廁所後為了要烘乾需要開風。體調不好時，會由正面進入子宮，所以會腹痛。」

全體人員：「是嗎？」

G：「那，老師，我家的廁所要拿掉。」

H：「有那種裝置的馬桶不能買了。」

淺井：「稍等一等。不要那麼極端。水流出來，清洗髒的地方是好事，這些以後有機會再講，它對有痔瘡的人是有好處的。」

（全體人員笑）

淺井：「所以女性不要對風向就好。」

I：「那先生與男孩子就可以了。」

淺井：「是的。」

以上是講外氣（外邪），內邪是指運動不足或老化、身體的故障而言。另外，人的感情也會成為發生內邪的大板金。

生氣時會傷及肝臟，氣會上昇。激怒時「衝上去」的氣會損眼。在頭上各穴道滯留時，會頭痛、耳鳴、引起肩膀的肌肉僵硬，血壓會上升。

高興時會傷及心臟。高興過度時氣會滯留，氣的流通過於緩慢，身體會疲累。歡笑過度會致人於死，中國有句話叫「笑死人」。

悲傷時會傷及神經。過度的悲傷會使氣消失，會失去意識（神氣）所以有句話稱爲「失神」、「失氣」。

驚嚇時會傷及腎臟。過度的驚嚇時氣會亂，腎臟之外會傷膽。甚至中國有句話叫「驚破膽」。

勞累時會傷及肝臟。過勞時會消耗氣，身體會疲倦。有句話稱爲「疲勞」。

思慮會傷及脾臟。想得太多氣會瘀結，血液循環也不好，接著引起各種障礙。

●注意驚膽病

又有一天，做完健美操後，有下面的談話。

淺井：「今天來談驚膽病。各位，妳們在孩子們正集中精神時，忽然說：『不要光坐著，用功呀！』這樣吼叫過嗎？或者，正睡得甜時這樣喊叫：『快起床呀！會遲到噢！』」

A：「有！有！」

淺井：「不只小孩，大人也是一樣，忽然大聲喊或講話，逗趣地從後面靠近來大聲喊叫這種事情，絕對要禁止，中國所說的『驚破膽』，就是指驚嚇過度使膽破裂了。尤其，看鬼或恐怖的東西時，驚嚇得叫出聲，有一說爲靈魂會從肩膀逃出去。中國把它叫『驚魂』。」

全員：「是嗎？好恐怖！」

淺井：「那都是真的。我的親戚在年輕時，一人在做農事時，傍晚時分，好像看到魔物。嚇了一跳，跑回家躲入被窩裡，自此以後將近四十年不走出臥房一步。聽此方面的專家講，說是魂從肩膀跑出一半，要拔也拔不掉，也無法跑回去的狀態，怎麼做也沒辦法。所以開玩笑去嚇人、嚇孩子、大聲叫罵是使不得的。」

全員：「耳朵會痛，非注意不可。」

●控制氣

疾病是「內氣」的問題，因邪氣的侵入而產生時，應保持平衡，不滯留而儘量用一定的節奏流通，預防邪氣和控制感情成為肝腎的功能。

通常用適合自己的方法，努力讓氣順調地流通，是重要的事情。這樣的話，邪氣要侵入時，也可以把他排出而不生病。健美操的觀點也在於此。

氣就是像這樣，由食物和呼吸接合的能量，依感情和意識而強有力地作用著。所以說，一般過什麼樣的生活，呼吸怎麼樣了，能控制感情時，大大地影響到健康。

所以氣的控制在中國悠久的歷史中，成為很大的主題，氣的功夫（技術、控制法）也就是氣功的誕生和發展。使用和氣有密切關係的呼吸法和意識，把氣自由自在地訓練的技術。修練氣功的目的很多。

一是、為健康。取好的氣（大宇宙之氣）使內氣的循環作好，把內氣中老廢物的毒氣，好好的向外排出，調整全身氣的平衡。

一是、為武術的修習和培養氣魄。

一是、為修得仙術（仙人術就是不老不死術、練丹之術）。

一是、爲修得道術（人類或靈界的氣相通的力量）。

（仙術和道術好像有關連）。

一是、為修得法術（獲得宇宙的法理，通神的力量）。

為了健康，主要練精氣，武道對精、神氣兩方面的鍛鍊是必須的。仙、道、法等術是以神氣為主體。

但是，神和精是一體的，任一方都不能欠缺。

●氣功的威力

氣功在當初有不同的名稱。「吐納」、「導引」、「丹功」這些稱呼都是，各有各的儀式、方法，其鍛鍊的成果有使人耳目一新的地方。例如，求武道的人求得打倒敵人之術的同時，也要考慮能忍耐敵人之擊的肉體鍛鍊，一擊之下把石和木打破，相反地，也鍛鍊被刀所傷時不傷及皮膚的方法。

那雖是全然武道的副產物，但不知不覺中分枝成大道藝的氣功師也不乏其人。這叫硬氣功師，破壞東西，有傷害自己身體行為等氣功師，在武道的世界裡「旁門左道」即是邪道。但是現在成為堂堂的雜技職業。

再者，要修得道術的人，需作集中神氣，通神或靈的鍛鍊。那不只驅使自己的氣而已，「字體」亦需通氣，能寫出通神、靈的符。通神的叫神符，通靈的叫靈符。為保護自體為目的叫護符，為陷害別人的叫邪符。這些都相當顯靈，所以人人都受其威力只有恐懼。

為了個人的利害關係或權力，無意中被惡用，為民族興亡所使用的情形，在歷史書或傳記都看得到。

另外，為了要通神或靈，集中神氣而察神、靈，送自己的氣去交流的術也必需修得。有這些在身時，自然會預知人的心靈或事情的現象，能控制就產生副產物。人們稱它爲超能力

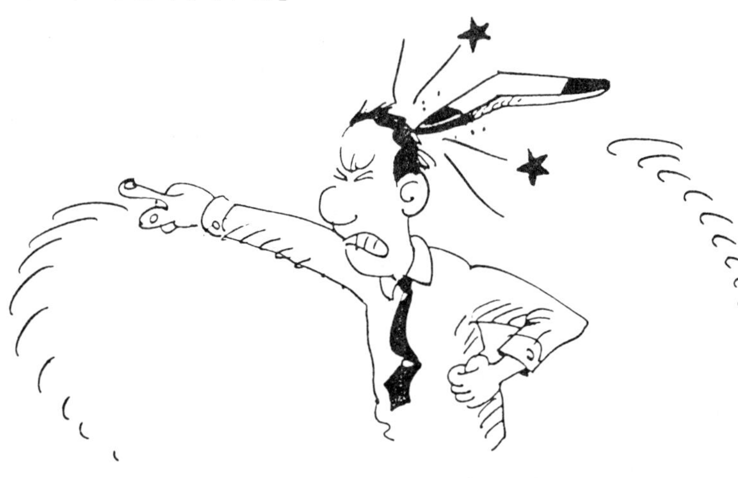

、通神力。

最近在中國，應用氣功在醫學或健康上，廣受世人的注目，但像有相當破壞力的硬氣功，和不可思議的超能力，同時也成人人驚嘆的技能。可見人們把這些看成全都相同的東西而有所誤解。

正如前述，為了自己的目的練氣法和呼吸法也有所差異。也就是說，以健康醫療為目的的練功法和鍛鍊爲目的，全然和那些相反的練功法。而且，不可思議現象或強烈的破壞力……，其他種種，雖有氣功的一個接點，但各有差異。

例如，為維護健康，醫生會治好病人。教健康法或體操的老師，也是維護健康的老師。雖這樣講，但健康體操的老師畢竟不是醫生，醫生也不是老師。

再者，練有氣功的呼吸法在身時，在歌唱、舞蹈、戲劇、所有的運動、繪畫、雕刻、書法等等注入氣，有著超能力能得到光輝的成果。在女性的生產裡採用呼吸法是衆所皆知的。

但是，雖然驅使氣功的呼吸法，和氣功有著全然不同的分別。假如說氣功是歌唱、戲劇、生產這樣介紹時，你會覺得很奇怪。

古今東西的賢人，不用特地知道氣功法，自然地有跟氣功相同的呼吸法在身，產生特殊的技能。

●氣功的魅力、恐懼

至今寫著陰陽的循環，也有不循環的氣。那是神的氣。萬物的創造主的神之氣，聽說只是我們人類能通的氣。

在心中持有和神之氣的波長相合的氣，常常能保平安以免遭遇到自己無可奈何的極困窘的事態時，由於此波長的幫助，確實會引起不可思議的現象，而得救的事實，有很多人體驗過。神之氣和陰陽的循環的氣又是不同的，是充滿愛心的氣，循環的即「來回的氣」。像飛鏢一樣，向對方投出時必定會回來。以前常說「因果報應」就是看透這種氣而說的。對人好時，自己所發的無形的好氣，會吸附很多周圍的好氣回來（氣含有磁氣）。

對人做壞事時，還是會吸收各處的惡氣，像雪球一樣滾著回到自己。

那來回的時間各不相同，和肉體的有無好像無關。發出那種氣的人，不管活著或失去肉體，確實會回歸自己的氣的地方。活著時在身上，死亡時在死靈氣。常言道「死後在地獄受報應」。

最怕的是，不回到自己身上，而回到繼承自己的氣（自己的分氣）的子孫，因其回歸的氣的波長相合而放射或被吸氣。也就是說「自己的惡業報應在子孫身上」。

另外和自己的氣之源的祖先的氣與波長相合時，也有可能被那邊吸收。俗言說「祖先會在黃泉受苦」就是指這個。在中國認爲血脈的氣會延到七代祖先和九代子孫。

●帶有危險的氣功的運用

神通力、靈力、武力、還有權力也是如此，其擁有者的氣主是邪氣時，好好的神通力也會變成魔通力。其他的力也逆轉成災；成為其人的性格障礙，會誤以為我就是這世上最偉大的人，且變成公害，小則其害延至周圍的人，大則像希特勒般奪去太多人命，讓國家滅亡。

其實，在中國有一段氣功衰退的時期。也許感覺氣的恐怖及威力，大家都敬而遠之。不去了解技藝的核心，只希望其厲害的技藝、盜的人、盜一部分的人，用其技藝想去嚇他人，成為街頭藝人討生活的種種。在健康方面來講，不去做正確的修練法，或方法錯誤或過度時，損了氣，亂了氣時，身體狀況會不整，不只這樣，也會有精神不安定的情形發生。

中國一個武道家，有個氣功師對他說：「打開你頭頂的穴道，灌頂（和宇宙的氣感應的重要的氣）好嗎？」瑜伽術常說，人類的七個重要的穴道，如被修業有成果或真正有力量的導師或氣功師的力氣打開時，能引入宇宙的能源，更能開發超能力。也就是說誘惑能把宇宙的能源自由自在地、而且無限量地供給。你想武道家會怎麼樣？拒絕了。

判斷自己，自己不過是人類。如果修養不足，只有人類的器量，而擁有超過必要的力量時……更何況作為武人，對持有破壞神的力量的恐懼感有所警惕。

●孔子和李白是氣功的高人

風靡一世的詩人—李白、陳子昂、王維、王適、孟浩然、賀知章等人是氣功的高手。此事不太為人所知，但這些人不單是氣功的高手，且熱心的研究，對普及活動也相當熱情。當時對氣功未有統一的名稱，各流派有不同的叫法，例如導引、丹功、吐納等等。

更追溯從前，老子、莊子而且孔子也是氣功的高手。你有沒注意到，孔子的聖像或肖畫必帶有劍。從前的中國武道家即是氣功的高手。察宇宙的氣，為要獲得宇宙氣和波動合在一起，而研究、修練氣功。成為宇宙的一體，利用其宇宙的感覺（神氣）和體力（精力）創造出那永久不朽的教義和詩。

在唐朝，在佛教有名的天台山，司馬承禎大師守護其祖師陶弘景大師所創立的天仙宗的道學的一派，向道家丹士（學道學、修練丹功的人）招呼而結成了十人的團體。即司馬承禎、陳子昂、盧臧用、宋子問、王適、畢構、李白、王維、孟浩然、賀知章就是。

在天台山作仙學活動的十人的一門宗派，所以稱為天仙宗十友。

且詮解陶弘景祖師的心、技，司馬承禎更依少年、青年、中年、老年的生理狀況，整理完成的身心鍛鍊術普及於世，更有記錄在有德文士和其一家老少，及高行修士的一門師生間相當的盛行。

順便一提，李白的劍術是古今有名的，作為同樣愛好劍術和劍舞的我，特別對李白感到親切。

請大家想一想描述一下。吟著「月下獨酌」的詩，李白飄飄然地和自己的影子共同在美麗的月光下拔劍共舞的舞姿！

花前一壺酒，獨酌無相親
舉杯邀明月，對影成三人
月既不解飲，影徒隨我身
暫伴月將影，行樂須及春
我歌月徘徊，我舞影零亂
醒時同交歡，醉後各分散
永結無情遊，相期邈雲漢

花間月下，反映著月光閃閃發光的劍，和著宇宙的氣共舞的李白——此番景象不是一幅美麗的畫嗎？

●氣功的呼吸法

在這裡具體的來講氣功的事。正如已講過的各有各的目的，做法也不一樣。健美操是為了美和健康的體操法。所以，在宇宙中等於是微生物的人類，要和萬物的創造主的神成一體，更何況得到超過自己的受容量雖是少量，也無法忍的。如仙術（學）等，和神成為一體的這件事，委任此方面的專門家，「神就是和波長結合」只能這麼作而已。由於這樣，心想必需身心都健康又美麗，放出好的氣來。

《健美操的呼吸法》

①氣的進出——排出惡氣，吸入好的氣。外氣是在神之下的宇宙充滿著的氣。為了健康並不需要那麼多氣，或強力的氣。排出的部份來作補充就可以。

②讓氣巡迴——稱爲行氣或運氣。不可一下子長時間讓氣循環，要一點一點地來。

③集中氣——自己壞的地方，即集中於有病的地方來治療。

以上三點為主體。

呼吸法有口式、鼻式、鼻口式，還有腹式、胸式、逆式等，用立式、坐式、臥式的方法來做。吸氣和呼氣時所發出的聲音如哈、哈、茲、嘶等等依其音不同，效果也有所不同。

而且，吸氣和吐氣任一方短，任一方長，或一時停止，有各種呼吸法。但是初學者，做昔日誰都知道的呼吸法對健康就十分有用。從此慢慢進行即可。

能做普通深呼吸法後：

①認識腹式的呼吸法。

②從鼻子吸，由嘴巴吐（不習慣時，不要全部吐出來，留下少許氣。否則會眼花）。吸氣時腹部凸出，吐氣時凹進（不可聳肩）。

以上練習一段時期，學會時，再補充下面的。

③舌頭碰在上顎吸氣，收肛門。

④放下舌頭，呼氣放鬆肛門。

以上配合呼吸，作氣的進出。

再來記住以下的原則。

●往上伸時、打開手時、向正面時，吸氣。

●往下放時、合起手時、彎著身體時，吐氣。

記住這呼吸和動作的原則，簡單地（加入動作）邊做體操，邊呼吸。以上的方法，可以大大的保持元氣。

《給住院中和自宅療養中的病人的忠告》

●更換房間的空氣後，一點一點靜靜的呼吸（自己能做的範圍內），做這種呼吸法。無法起床的人，不能每天只是躺著，打開大口（用鼻子吸氣），閉起口（用口吐氣），不僅是口和臉中的體操，顎內的開閉也可以把氣送入腦。

●雙手放在頭上，伸張身體、扭，腳站立放下，配合前述的呼吸法一齊做，讓氣在身體中流通。拳頭開握，脖子、手腕、腳踝要作扭轉不可忘記（會眼花的不可旋轉脖子較好）。

祈求早日康復，自身向飲用的藥和點滴加入好轉的念氣。

一般對於做呼吸法的時間，儘量和日出同時或大清早，在空氣新鮮的地方作。早上醒來時在床上作因空氣不新鮮沒什麼意思。有些人在洗澡時作深呼吸，因在容易缺氧的地方，熱水中心臟、肺、氣管等受到壓迫下作深呼吸是沒用的。

方向也有個人差異，通常在早上八時以前，向東較好。

衣服儘量不是緊身的較爲理想。依氣功的觀點來講，緊身衣、連褲襪等是不適合的。更何況腰圍用皮帶束縛的，綁著腳的靴子都不例外。不用講也知道會阻礙氣的循環。

特別是橡膠底會妨礙能源的取得。裸足較爲理想，但學習後，不再引起感冒時再來。

極度疲倦時、空腹時、目眩或體調不好時、房事後等等，氣功呼吸法是禁忌。用普通的深呼吸就好。

●氣與知識

做健美操時，我會說：「這是對腰痛有益的運動，把意識集中在腰部……」這樣喊著氣，自己邊做呼吸法，邊把氣集中在腰部，這就是運氣（精力）的意識。

「腰要治好，治好！」這樣喊出聲音的方法也值得鼓勵。發出聲音喊，自然而然地，腰就在腰，胃就在胃，意識會集中起來。且用語言講出的做法上也造成加入氣「精力」的結果。

再者，重病者受他人的氣時也相同。抓住對方的氣而引出自己的氣。其次把意識集中在自己所要醫治的地方。自己也要喊：「要治好，治好！」這樣運氣。如此做時，和運氣的人形成相乘效果，其效果有相當的差異。前面說過，氣不要隨便運較好，也不接受較好，這些話好像很矛盾，關於這點再來加以說明。

身體非常軟弱時，毛病很難根治，如果是自己氣的流通不好，而在困擾時出於無奈接收人家的氣，引出自己的氣來治好的話，這種想法就和盡量不用手術一樣，如果不用手術對生命有關時，手術是需要的想法相同。

健美操的體操也是做同樣的動作，向每個人運氣的地方不同，效果也不一樣。

數千年來中國人都熱心地在研究氣，其天之氣、空間之氣、含人氣的地之氣，時刻氣、字體氣等從這裡推察出現推測人的命運的易學，產生了健康法。

不知道就什麼也無法作。就這原因，祖父最初教我「察氣」、「感氣」大至對於萬事萬物，小至以人類為對象，「視其所以，觀其所由，察其所安……」正如在論語所說的教訓，正確地觀察對方的情況。能做到這些時，在中國的想法是能避開天災人難。

困難的事情放在一邊，拿身邊的例子來說，不被流言所左右，不被惡劣靈感商法等「騙財」，而且因失去孩子或丈夫的心而悲傷焦急，為人際關係所煩惱的事也減少，這些關係了我們身體的健康和幸福。

我在孩子拒絕上學、受欺及其他種種的商談，得到好的結果，看來好像和我相關，其實就是以觀察氣為基本。

第三章　從漢法看體質

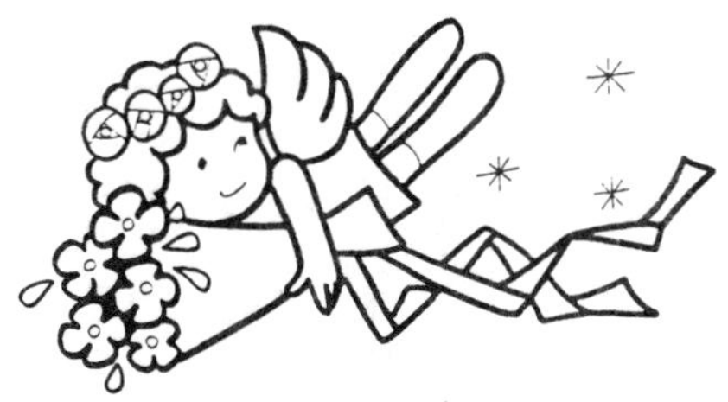

●漢法體質用什麽決定?

人有強壯的人、容易疲倦的人，有種種人。那是從何來的差異?

在漢法——

1.血液的循環。

2.氣的循環和平衡。

3.體液的排泄機能。

此三種的狀態和飲食的內容，應是決定其人的體質。關於飲食在第四、第五章會詳細的講，從這三種的觀點來看健康。

體液循環機能，唸起來如其字，就是指身體內之水分的調節做得好不好而言。那是指水分有無適量的攝取，或順利地排泄而言。其調節的平衡紊亂時，主要是汗、大小便的排出過多，或發生不順時的事情。

質就是表示體質的陰陽而說的(在此書中「質」是身體的症狀出現時，「性」是指食物時使用在東西的性質上)。

風濕病，大體上冷質的人較多，也稱冷濕症。

住在濕氣多的地方或房間，長時間泡在水裡會使濕質惡化。所以在健康諮詢時常忠告說，濕質氣喘的人，游泳是不好的。

當然，食物也大大有關係。

排泄無法進行的狀態下，便秘、小便和汗不易排出，鼻水和淚水出不來，唾液也難出來，其濕質會留在裡面，引起種種的濕症。

排泄過量的狀態時，全身的脫水會很厲害。雖不到那程度，但是鼻水和淚流個不停，不應有的冷汗流出很多，也引起腹瀉。其結果引起頭髮乾燥，口渴和便秘等的不正常。

那以後也會引起燥質。燥質有冷燥（陰）和熱燥（陽）。

冷燥質是食物的不均衡或冷質的人容易引起。熱燥質是過度晒太陽，長時間吹燥風，身體或神經的激烈疲勞，因內熱而體內的水分蒸發，水果、蔬菜、水分不愛喝，愛吃熱性和燥性食物的人，是指熱質的人引起的燥質。也就是，熱招熱變燥質（熱燥），由火熱引起燥質即熱燥質。直接照射太陽，住在陽光極佳的地區或房間，直接靠近暖爐，泡長時間的熱水，吹整晚的電風扇，而且吃熱性的食物時會惡化。

運送氧分和營養分的循環的血液，是握有健康狀態的一把鑰匙。這也講過數次，血液循環也是受「氣」的循環的影響。

●用氣的立場看體質

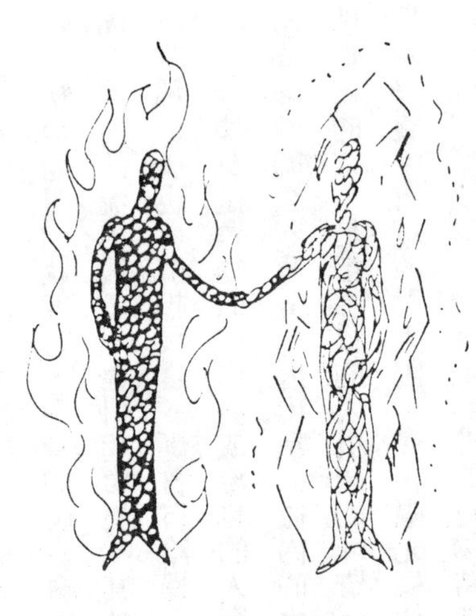

一般很少講的，從氣的面要看「陰氣和陽氣」有無平衡，還有氣是否正常地運轉。

陽氣盛的人，容易變成熱質（也稱實質），陰的氣多的人會傾向冷質（也稱冷虛）。陰陽平衡的人就是平質（也稱順質）。

那我是屬於那一種？大家都會關心。

陽氣盛的人是，大多「內氣」活潑，循環會稍快的情形居多，隨著血液的循環也很旺盛。雖有例外，那大部分是血壓高的緣故。脈搏的跳動強，身體中暖烘烘的手腳暖，臉色紅潤、聲音大、力氣強的人。脖子是短的。

而且更容易了解的是，小便的顏色呈褐色，是深褐色。

相對的，陰的氣盛的人，雖有例外，但大部分血壓低，脈搏弱常貧血，臉色青白而瘦，脖子大部分是長而細的人，聲音細而小，手腳冰冷，小便無色是其特徵（冷質極端時也有變高血壓的）。但是胖的人也有冷質的人。稱為虛胖。

陰陽保持平衡的平質的人，臉色不過紅、也不蒼白，很適當，手腳不冷不熱，小便是淡褐色。

在第四章所講的，食物也有熱性和冷性。所以陽氣盛的人，食用蒜頭、辣椒等熱性的食物，陽天（晴天）在日光下接受很多的能量，跑跑跳跳，做這樣的體操時，血壓會上升，會引起痔瘡或其他的炎症更惡化。

相反地，冷質的人，持續食用大冷性的蘿蔔或其他冷性的食物時，血壓會下降，飯後胃會痛，悶悶的，引起寒氣。

陰氣盛的人，在陰天食用陰（冷）性食物，做陰的事（不運動而收縮，身體僵硬）血壓會更下降，諸症狀會更紊亂。

●體質能創造性格

陽氣多時，氣的循環也快，有性急，個性激烈的傾向，隨著氣的循環，血液的循環也旺盛，較多熱血漢。是積極的、活躍的自信十足的人。但是因爲急躁，所以容易厭倦。

陰氣多的人，氣的回轉緩慢，體力的缺乏精力。因而有欠缺氣力、消極的傾向，因一般的無體力，所以沒有堅持到最後的力氣和耐力。

體質所呈現的性格，在那人是自然的狀態，所以媽媽們常說「為什麼我的孩子沒定力？……」「為什麼不想作呢？」這樣的話是不中肯的。「為什麼？為什麼？」不要這麼說，要說「所以這樣」較適當。所以我想應該把他調整成「所以這樣」的理想的類型。

平質的人，較溫和、熱情，有持續性，較安定有關心人的餘裕，是理想的人格。

到現在遇到過不少女性，這些熱質、冷質、平質的比率是，熱質三，對冷質五，對平質二。平質的人為什麼這麼少，所以有「一億都是半病人」的說法。

●改變體質和性格

這樣講，生為熱質體質的人，炎熱的夏天也不能不待在家裡嗎?生性極端冷質的人，非要忍受嚴重的冷性和變為無氣力不可嗎？

不是的，了解自己的體質，或了解某人的體質，作適合的體操，攝取適合的食物，用適合的吃法，就能接近平質的體質。熱質的人，把快速的氣的循環抑制住，做恢復恰當的狀態的一（減）的體操（身體和神經的鬆弛等）和含調整氣的體操，適合他的健美操，和飲食的考究。冷質的人也一樣，多吃含有熱性和溫性的飲食，做讓氣盛的體操和運動，就可接近平質。健美操所做的就是這些。

第四章　飲食法

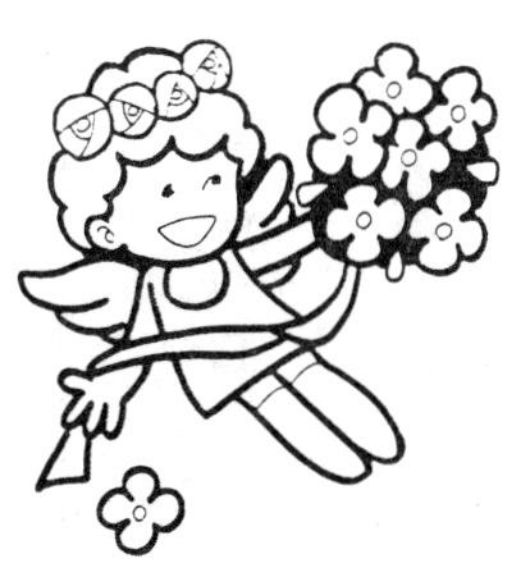

1 食物也有「性」

●食物的熱性和冷性

在漢法裡，把人類的健康看成氣和質。在第二章講過氣，現在講質。

人類每天活力來源的精氣，是由宇宙氣和食物氣化的。在氣的一項裡所說的，大宇宙充滿著陰陽五行等的氣，小宇宙裏的人類去感應他。其感應的對象，所有動、植、礦物也都不例外。又相反的，這些東西也和全宇宙相感應。因為全部都活著。所以我們所吃的全部也有陰（冷）性和陽（熱）性。

又如第三章所講的，對健美操和飲食下工夫與否，可改善體質。所以食物和吃法，是很重要的健康要點。

食物也有熱性和冷性，更有平性（順性）的差別。分得更細一點熱—溫—平—涼—冷，在這本書中則分爲熱—平—冷（後述的一覽表分得更詳細）。

熱性的食物是，辣椒和蒜頭等能使血液循環活潑、身體溫暖等性質的東西。極熱性的食物則會助長炎症和化膿。

相反地，冷性的東西是，吃起來會讓身體冷的東西，有消炎的作用。說白菜和蘿蔔是大冷性，感覺意外的人也許很多（白菜雖有冷害，沒聽過會消炎）。身體冷時血管會收縮，氣血的循環會不好。

熱性體質的人吃辣椒或花生等熱性的食物時，身體的弱點必定會出現。例如，痔瘡、炎症等熱質疾病會惡化。但是冷質的人，好好利用使血液和氣的流通旺盛的飲食時，會有效果產生。再者，沒什麼毛病的人，冷、熱持續任吃一面時，會偏向一方，引起症狀。

以上是個小例子，希望參考食物的屬性表（九十三頁），選擇適合自己性質的東西來食用，身體的狀況一定會很好。

●不知道的才糟糕

被某學校的家長會邀請演講健美操和飲食法之後，照往例有發問的時間。

A　：「老師，我的胃很不好，覺得很困擾。」

淺井：「很久了是嗎？」

A　：「是呀！怎麼知道呢？已十幾年了。」

淺井：「知道的，手腳冰冷、貧血而且低血壓是嗎？」

A　：「是呀！奇怪！怎麼知道的？」

淺井：「一點也不奇怪。胃不好的人，因失去胃氣，無法吸收營養，氣血的循環也不好會變成陰（冷）質。其後可想而知。」

（笑）

淺井：「各位也許會受到衝擊，大部份冷質的人，每早都吃味噌湯……」

A：「是的，咦？不可以嗎？」

全體人員：「噯！我也每早……」

「我最喜歡，早午晚都可以。」

淺井：「而且材料大概是海帶、豆腐、蘿蔔、蜆、蛤蜊……全都是冷性的。」

全體人員：「噯！」

淺井：「加入其中的幾種。這樣子成雙重弊害，味噌也是冷性，說生菜對身體好，配菜就吃生菜沙拉，這樣是三重弊害。」

（笑）

淺井：「而且說蘿蔔對胃好，菜裡又加一品蘿蔔醬，這樣是追加弊害呀！」

全體人員：「是嗎？」

淺井：「還有，飯後的甜點，說是對身體好，吃水果。其實是給與身體五個弊害。」

（全員騷動）

「噯，不知道呀！以為對身體好，像蘿蔔醬，在胃痛發悶時，每天都磨半碗來吃。」

淺井：「那就是發悶的原因。會痛是因為吃它。」

B　：「海帶芽醃漬的都不行嗎？」

淺井：「對胃好的人，是對身體很好，冷質的人會讓身體冰冷。現在所說的東西中，一種就好，每天食用的話，會變冷質。雖是這樣，全部又常常吃的話，會漸漸嚴重是理所當然的。」

全體人員：「老師，請告訴我們，那一種是冷性，那一種是熱性。」

B　：「老師，家裡全都喜歡味噌湯，不吃好嗎？大家都喜歡呀……」

淺井：「不是的，不用停止，不用不吃。」

會員：「噯？」

淺井：「可改變材料呀。例如換成洋蔥、油豆腐、高麗菜、菠菜等等……但是胃酸多、胃相當冰冷的人，換成洋蔥湯（不是味噌湯），韮菜蛋花湯……不是很嚴重的人，做味噌湯時，拿掉自己用的材料，放入家人中平質者的材料就可以了。」

像往常一樣天黑了也沒人離開座位，關於家人的健康管理的發問滔滔不絕。

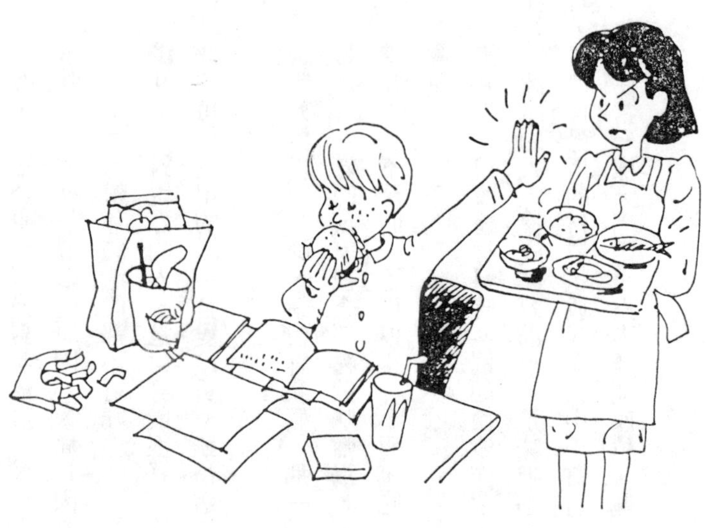

●孩子的點心是不健康的原因

以我個人的看法，今天不健康孩子的元凶，是否便是點心。

看過其他許多別的國家，很少見到像我們這樣給孩子吃的點心。究其原因，大概是因為戰爭中營養失調的兒童的救助，受聯合國的兒童基金會的援助，給予牛乳或其他點心而開始的。這樣的話，今天的飽食時代，點心是不需要的。

何況，義務性地給予「點心」以外，孩子們也吃遍小吃店、糖果，連喝幾瓶果汁的例子不少。結果，三餐的正餐吃不下，或者吃較少量，造成冷質或虛胖（虛弱體質的肥胖）的小孩。

不吃正餐時，營養和精力會不足，正餐外

食物屬性一覽表

冷（寒）性	蘆薈、橘子、梨、柿子、葡萄、蘋果、李子、香蕉、蓮霧、柚子、西瓜、水果類。 蘿蔔、蓮藕、白菜、高麗菜、牛蒡、花耶菜、番茄、芹菜、大豆、碗豆、黃瓜、苦瓜、冬瓜、瓜類、筍、生菜沙拉。 綠茶、煎茶、紅茶、烏龍茶。 蝦子、螃蟹、生魚、蛤蜊、魚類、海帶芽、海藻類。 味噌、醬油、鹽、日本酒、啤酒。 豆腐、豆乳、麵包、麵條、海苔、粉絲、冰淇淋、乳酪。
熱性	蒜頭、薑、胡椒、辣椒、芥茉粉、芝麻、花生、花生油、油炸物、烤的、炒的。 咖啡、威士忌。
溫性	紅蘿蔔、蔥、韮菜、大蒜、蕃薯、金瓜、大棗、葡萄乾、山椒、胡椒、松果、櫻桃 雞肉、豬肉、牛肉 可可、巧克力、白糖、紅槽、沙拉油、醋、白蘭地
平性	菠菜、茄子、高麗菜、香菇、蕃薯、油豆腐、玉米 魚類、牛乳、熱牛乳、牛油、奶油糖、乳酪、糙米、白飯、麵類

≪註≫高麗菜和魚類有時呈冷性，有時呈平性，會有疑問，但因人而異，身體的接受也有的不同。

熱質的人吃冷性食物，有時接受為平性，相反地冷性的人吃平性食物也有變冷的情況。再者疲勞時反應也強。一般我所看的高麗菜和魚類是平性的。視自己的身體狀況才是最重要的。

食物相剋中毒（同時吃）一覽表

生柿——燒酎	鱉魚——芹菜
生柿——章魚	鰻魚——牛肝
生柿——蛤蜊	鰻魚——紅棗（會禿頭）
花生——毛蟹	鰻魚——梅干
花生——香瓜	鰻魚——醋
金瓜——蝦子	鰻魚——泥鰍
金瓜——柴魚	毛蟹——蜂蜜
蔥——蜂蜜	毛蟹——刨冰
紅豆——羊肝	田螺——香瓜
李子——虱日魚	田螺——豬肉（脫眉毛）
李子——雞肉	田螺——刨冰
李子——鴨蛋	田螺——木耳
橘子——毛蟹	田螺——中華麵
香瓜——毛蟹	田螺——蛤蜊
竹筍——麥芽糖	牡蠣——黑砂糖
竹筍——羊肉	牛乳——菠菜
茄子——螃蟹	牛乳——醃漬物
玉米——田螺	甘草——豬肉
韭菜——牛肉	

急救方法

●磨馬鈴薯漿，絞汁加入黑砂糖飲用。

●指頭沾花生油，掏喉嚨吐出。（現在叫救護車較好）

的點心、零食等多餘的食物會變成熱量過剩，不是精氣過剩而是變成「毒氣」。那超食的毒，以及小吃店等的冷熱性的冷毒、熱毒等和添加物的毒，說是媽媽一直在給的也不過言。

其實和生冷的東西一起養育出的是孩子們的花粉症、氣喘、鼻炎、虛弱體質。和孩子一起外出時，背包裡塞滿糖果餅乾類的媽媽，確實很多。在電車內給孩子們糖果餅乾的光景常常看得到。

不好的東西中，爸媽的香烟是極燥性，尤其媽媽給予胎兒的燥氣等於是有「毒」的害處。酒的酒氣會使腦氣和氣血的循環亂掉。

孔子說過，「求百利不如除一害」。要求百利，惟有除一害，花時間、錢、神經來求健康法，除去零食、暴飲暴食、抽煙、不養生等惡習的害，或許更快。

2　食物的誤解

●冬天的美食：火鍋

大家在冷冰冰的冬夜，用熱烘烘的火鍋等待著回家的丈夫，從心底想讓急著趕回家的主人，獲得一點溫暖……。

等一下，材料是什麼？因為火鍋的材料特別，使溫暖的心意，可惜呀，有時反讓食用的人的身體徹底的冰冷。看看九十三頁的表。豆腐、粉絲、白菜、蘿蔔、螃蟹、蛤蜊、海帶、味噌……任何一樣都可作火鍋料。是很強的「冷性」。

「是嗎？因爲做火鍋時也會吃蔬菜，所以每天都做……丈夫在晚上睡覺時說『肩膀和腳會冷』是那原因嗎？」在教室講這些話時，學生們都吃了一驚，焦急的聲音出來了。

「太可惜了，想大概是火鍋把丈夫的身體傾向冷質。夜間是不是常上廁所？」當我講到這裏時，頗爲悲傷。

「是呀，所以更想晚餐用暖和的東西，生蠔火鍋、一品鍋，感覺相當用了心。」

也吃同樣的東西，所以那學生自己的身體狀況也變壞了。「最近目眩也很厲害。」這樣講的人，聽起來都是吃火鍋的人較多。

火鍋雖然溫度是熱的，但「性質」是冷的。不要光看食物，要考慮食物的性質，否則會弄巧成拙。

那麼火鍋是不能吃的嗎……大家都很失望。但是，沒關係！白菜換成高麗菜或茼蒿菜，生蠔和蛤蜊、螃蟹等換成魚和鳥肉，粉絲也可以換成蒟蒻或粉條，盡量不吃味噌作料的東西。

現在所講的就是冷質的人，不選擇材料時，有可能會使身體冰冷。相反地，熱質的人，勸他吃有冬季味道的白菜和蘿蔔較多的火鍋。不只享受冬天的美食，也成爲熱質的人的飲食法，尤其由熱質所引起的便秘，也可期待便秘的消除。

●對水果的誤解

對於水果也多有誤解。大部份水果含有多量的維他命C，纖維質多，大家以爲對身體一定很好。「是呀！我家晚餐後一定有充分的水果」常有人這樣講。看看九十三頁的表。許多水果都是冷性的。

想想自己是屬於哪一種，認爲是冷質的人，或家族有冷質的人時，攝取方法要多下工夫。晚餐後大家圍坐想吃點東西，因漸入深夜，人的身體機能會退化，所以抑制血液循環和氣的循環的冷性食物的攝取要保留。

早上輕輕鬆鬆地吃吧。西洋有這樣一句話：「早上的水果是金，午間的水果是銀，晚上的水果是銅。」另外維他命C也是冷性的。

●沒有對萬病有效的食物

在教室聽過這樣的事情

「我先生的血壓很高，很擔心。」有人這樣講。仔細聽時知道，他的先生因工作忙碌，為了他每天持續食用蒜頭做的菜。他先生也喜歡蒜頭，所以常說「蒜頭是我家的健康法」。

我想他的先生大概是熱質的體質，更詳細聽時，沒錯，以他的特徵來判斷是熱質。常說蒜頭對身體好，它也確實是有多種效能的食物。但是熱質的人吃太多或持續攝取時，會有牙根腫、痔瘡發作、血壓上升的事情。

從前就有人說蘆薈對健康很好——對於這點是不是大家都以爲對每一個人都好呢？其實是大冷性，當然不適合冷質的人。尤其胃冷（稱爲胃寒）的人會引起胃痛。但熱質而胃健康的人可以儘量吃。

請大家注意自己和家人的體質和身體狀況，快樂地享用有利於身體的飲食。

●關於水果

做下面的演講時，必定引發混亂的狀態。

淺井：「各位，水果是營養食物、美容食物，是否這樣想？探病時一定以爲送水果是最好的。」

全體人員：「是的，大家都會送水果。」

淺井：「這是不好的。」

全體人員：「為什麼？」

淺井：「例如，給開盲腸手術的人送水果，患者吃了，這樣子會脹氣，會痛苦。」

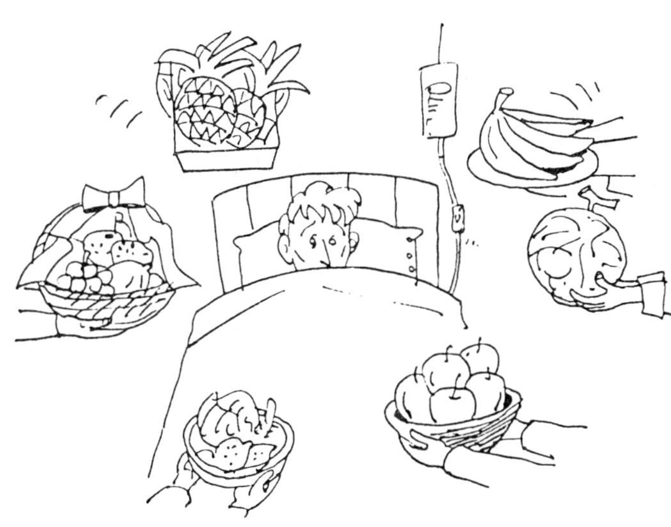

全體人員：「是嗎？」

淺井：「還有長年臥病在床，身體虛弱得剩下皮包骨，無生氣的人，因沒食慾，食物無法通過喉嚨，每天喝著，嚴重早、午、晚都喝，番茄、梨子、蘋果、橘子、香瓜等水果打成的果汁。你想會怎麼樣？身體會漸漸冰冷，血管收縮，血液的循環會更不好，血壓下降，失去生氣，會幻想生命的火花即將消失了。」

（會員騷動）

淺井：「祈求病人早日康復，拚命地照顧，如結果是那樣實在太可怕了。相反地對於高血壓的先生，以爲對身體好，每天持續給予極熱性的東西，當因腦溢血而死亡後，知道原因才認爲是自己的緣故而終日以淚洗面。什麼都不知道是多麼的可怕。因爲這緣故，我想，作為妻子、親人需要學習的東西很多。」

（全體人員承認）

●食物的五味

食物有五種味道。即酸、辛、甘、苦、鹹的五味，每一種都對身體有其作用。

酸味能使身體收縮，有保固的作用，對慢性的疾病有效。它和肝臟、膽囊有關。

辛味，使氣散開、運行。薑等在漢藥裡一定會加入，會使藥氣運行。感冒時也使用薑，讓感冒的毒氣發散的治療很多。和肺、大腸有關。

甘味有補養、緩和及中和的功能。疲倦而缺少氣血時，當作補養食飲用糖水、蜂蜜、甘草和棗子等，以補養為目的漢藥一定會加入。和脾臟、胃有關。

苦味，有瀉出（瀉、吐）的功能和讓濕氣乾燥的功能。濕質諸病在漢藥裡都是苦的。和心臟、小腸有關。

鹹味，有軟化、下瀉的功能。對堅固而硬的東西，鹽氣重的，便秘時也有飲用鹽水的方法。和腎臟、膀胱有關。

小時候，醬油加在飯裡時常被媽媽罵。

五味東西吃過多或過少時，會損害有關臟器。兩種極端都不好的氣的法則在此可看到。

3 飲食法的要領

●保健飲食和治療飲食

保健飲食是平質的人，為要保持平質，把熱性、平性、冷性的食物很平衡的，且考慮營養的熱量，為健康而攝取的飲食。

治療飲食是熱質和冷質的人，為要接近平質，選擇適合自己的食物，想改變體質而調配的飲食。

胃臟稍微不舒服時、貧血、低氣壓、風濕症、氣喘、花粉症……其他種種症狀，把不好的身體狀況回復到原來，所攝取治療的飲食叫做治療飲食。

到我的地方來諮詢健康的人中，必須做一個星期的飲食表。結果大家所煩惱的狀態「全都是自己招來的結果」引起這樣的回響。我說：「你不能吃○○。」卻回說：「呀，最喜歡那個，每天都吃。」「要吃○○。」這樣指示時，「最不喜歡吃那個，連看都不想看」會有這樣的回答。

也就是說對自己身體不好的東西喜歡吃，而對自己身體好的東西卻不喜歡吃，成爲這種狀態。所以會變成那樣的體質。

健美操的治療飲食的優點是不會和醫生的治療相衝突。為什麼?因爲不是藥。都是拿菜攤、肉商買來的日常食物來做的,「很放心」,得到這樣的好評。

●治療飲食的例子

以比較多的治療飲食的諮詢的例子來說。

《氣喘、過敏性鼻炎、花粉症》

●基本湯……沸騰的湯裡放入雞翅膀五、六隻,或帶有被打碎的骨頭的雞肉五、六片。煮開,再加入後述的蔬菜用中火煮透。不調味(一人一回份)。

起床後馬上或餐與餐之間,飲用約七分碗。不調味是因為期待其效力,至少一、二週每天喝,不調味時吃起來較不膩且鹽分的攝取不會過量。

另外,湯對有懼冷症、貧血、低血壓等冷質者較多的症狀,是好的。

●雞湯(基本)的變化

①蔬菜,把紅蘿蔔、洋葱、葱、韮菜、薑、香菇(天氣好時再晒一次)自由組合。

②雞的脂肪、膽固醇值較低,不喜歡的人把油去掉。瘦豬肉、牛肉也適合,所以吃膩了可以變換肉的種類。

③貧血、冷質的人，用枸杞子（一茶匙）、紅棗（二個）、紅蔘（高麗人蔘）切成○・二～○・三公分厚的二、三片。

兩回份一齊煮也可（此時分量要一倍）。

≪高血壓的人≫

●熱質而胃好的人，可以把浸泡一個晚上的海帶水，次日飲用。這是日本的民間療法。

●菊花茶，或菊花（泡的）、南瓜。

●冬瓜、黃瓜、芹菜，用喜歡的方法吃。

≪神經性胃炎、胃弱、消化不良≫

●粥（適合胃酸未過多的人，但不是用飯是用米煮的）。考慮體質而使用不同的材料，而做種種不同的粥。

神經性胃炎、冷胃、胃弱，用枸杞子和紅蔘（藥局有切碎的）各一茶匙，加開水加蓋，等有顏色出來時再喝（趁還熱時）。維他命B、酵母B也可以。不用藥品，用熱水壺熱敷胃部也很簡單。

熱性胃炎、消化不良，使用蘿蔔醬很有效。

中國有「胃有百病」一說，單說胃病有冷、熱、神經性、消化不良、感冒（脹氣）即有氣胃會脹，其他種種。沒有用一種東西能對全部有效的。

脹氣的時候，健康食品的酵母B很有效。其他，薑或含橘子味道的口香糖或糖果也會幫助排氣。另外薄荷腦軟膏、萬金油塗在肚臍周圍用手磨出熱來也有效。

≪肝臟不好的人≫

很普遍的東西很多，東西都有表、裏兩面；必須兩面都看，例如：

●急性肝炎時——表面上，蜆湯、牡蠣，還有蘆薈、甘草等有消炎效果。

但其中也有身體發冷、氣血的循環不好、體力削弱的情形。

我所認識的一位運動家犯了肝炎，一心想及早治好，每天喝著蜆湯，也持續喝蘆薈汁，半年後，那麼壯的人卻連三級的樓梯也沒辦法走（結果改變吃法而恢復元氣）。

肝臟病必須攝取多量蛋白質。但重要的是不能吃極熱、極冷的東西，所以很麻煩。在這裡告訴你治療飲食。

㈠蘆薈和豬肉，或蒸的瘦牛肉。

①蘆薈切開十公分，把裡面的汁放入盤子。

②加入牛或豬的瘦肉五片。

③把盤子放入蒸籠蒸（中火）。

蘆薈的汁滲入肉裡，肉精流入汁液時就可以了（約十到十五分）。把做好的汁和蘆薈全部吃下，不調味。一天一次，餐與餐之間吃。

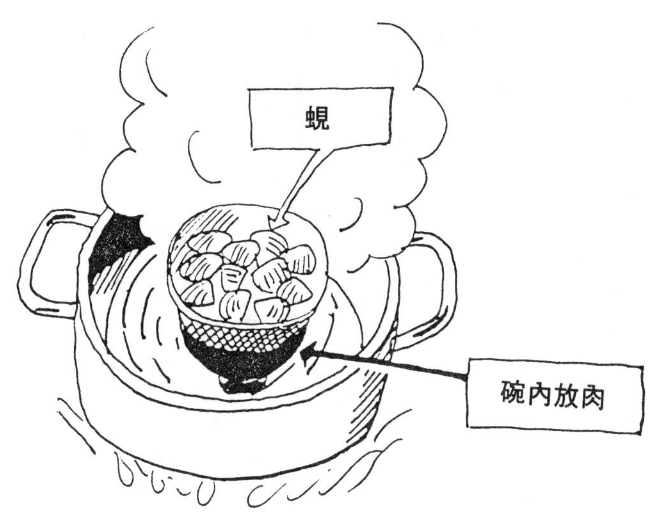

為了不吃膩，牛、豬、雞肉可輪流做。

註：雞肉盡量用土雞。

●等二、三天，可少去蘆薈，用牛、豬的瘦肉、雞肉、豬肝任選一樣五、六片蒸來吃。

●普通的紅蘿蔔（二、三塊）、枸杞子（半茶匙）、甘草（二、三片）加進也可以。

●數天後，又吃㈠。

㈡蜆汁的吃法

①在不銹鋼製小篩盤，放入一杯滿滿的蜆。

②把它放在碗上面（碗裡有瘦肉四、五片）。

③鍋裡裝水，放入②蒸。

當蜆開了口，汁滴入肉上，把含有蜆汁的肉和汁都吃下。㈠和㈡交互食用，視身體的狀況而吃。不想吃肉時，汁一定要喝。

鈣、維他命E要多攝取。初期或中期症狀

的人照這樣做大概會治好。嚴重者或有慢性病的人，不吃硯和蘆薈等冷性的東西，換成治療飲食。

≪糖尿病的人≫

①枸杞子、甘草、紅蔘切碎的、薏仁各一大匙、紅棗三個、南蠻毛（乾的玉米鬚）一把。

②①放進水壺，加約三杯的水用中火煎（一次煎成一杯）〈煎兩次〉。

趁熱吃，一天兩次，早晚餐時吃。

每一星期和補養飲食交換。豆腐也有效果。

≪腎臟不好的人≫

①豬或牛的腰〈腎臟〉一個。

②中間切出刀紋，夾高麗蔘片三、四片，用中火蒸十五到二十分鐘來吃（光喝湯汁也可以）。

註：熱質的人不加高麗蔘。

牛乳、乳酪、西瓜、葡萄、牛蒡、南瓜、蒟蒻、小豆、豆腐是對腎臟好的食物。

註：冷質的人不能吃西瓜、冷豆腐、葡萄、小豆。

沒有蘿蔔和油的肉湯也很好。

≪心臟不好的人≫

將豬或牛的心切開，和前述的腰做法一樣來蒸。

註：要常吃黃瓜。熱質的人不加高麗參。對冷質的人是黃瓜要加氣。

《促進母乳》

補養飲食，特別是雞湯最好。完全沒有母乳的人，會分泌得很多。

《健腦食物》

為防止老化，在中國常會吃蒸的豬、牛的腦。

乍聽豬和牛的腦，大家都會覺得怕怕的。但在法國料理裡面是最好的料理，在中國尤其受到珍重。

在我教室裡使用民間療法，接近食物的藥草，只有介紹果實。例如，枸杞子、棗子、蓮子、艾草等，希望這些成份作為料理材料的一部份煮著吃。這是我在教室說的話，我不是醫生，所以那已經脫離健美操的領域。

4　禁忌食物

●禁忌食物

要改善體質，需要花時間，重要的是一點一點地努力累積效果，但要身體惡化時，只要一句話。長年的養生以為可以了，由於一時大意，也有前功盡棄的情形。

對身體好，吃這個吧、吃那個吧，常有人勸，但「這種病的人，這種症狀的人是不能吃的」。這種想法不太為人所知。

助長化膿的食物、惡性強的食物、引起氣喘的食物、刺激性強的食物、引氣上衝的食物等等，禁忌食物有很多種。基本的想法是，熱質者的極熱性食物，冷質者極冷性食物。

●禁忌食物的例子

《高血壓的人的禁忌食物》

有刺激性的東西（芥茉、辣椒、極鹹的東西）。蒜頭、花生、直火燒的東西、鐵板等燒煮的東西。油炸物的燥氣、極端的苦味、酸味、澀味也會產生刺激。

《特殊性皮膚炎、氣喘、花粉症的禁忌食物》

冷飲、冷豆腐、蘿蔔、白菜、黃瓜其他蔬菜等生食，蘆薈、海帶，海帶芽等冷性的東西，晚上吃水果（睡覺前身體會冰冷）。直火燒煮的東西，油炸的（這是燥性，會引起咳嗽，助長炎症）。

豆漿可以說是健康食品的代表，但對於冷質的人，尤其在糖尿病、肝臟病等療養期中，衰弱的人，因身體充滿陰氣，會有虛脫狀態，所以要注意。

《胃酸過多和胃弱的禁忌食物》

粥、竹筍、牛蒡、泡菜等纖維多的東西。

以為胃不好就吃粥，粥反而使胃酸增多，所以要注意。纖維對胃雖好，但中國說「刺胃」就是刺激軟弱的胃壁的意思，成爲胃痛的結果。攝取纖維時把胃治好後較好。鳳梨則是「削胃」，是說像胃有被削的感覺的疼痛。

咖啡、紅茶、綠茶、水果類（特別是蘋果、檸檬、梨子、葡萄、番茄、橘子）會馬上引起胃痛。

《過敏性鼻炎容易出鼻血的禁忌食物》

冷飲、櫻桃、巧克力。

《感冒時的禁忌食物》

補強飲食（強藥膳）、極熱性的東西。

《自律神經失調症的禁忌食物》

咖啡、一切茶類，絕對禁止。神經興奮損傷神氣，會有嚴重的目眩，至無法站立的程度。而且和神經有關的後頭部，頸部肌肉肩膀會緊縮僵硬，氣的流通不好，呼吸會困難。醫好前暫時忍耐飲用白開水。

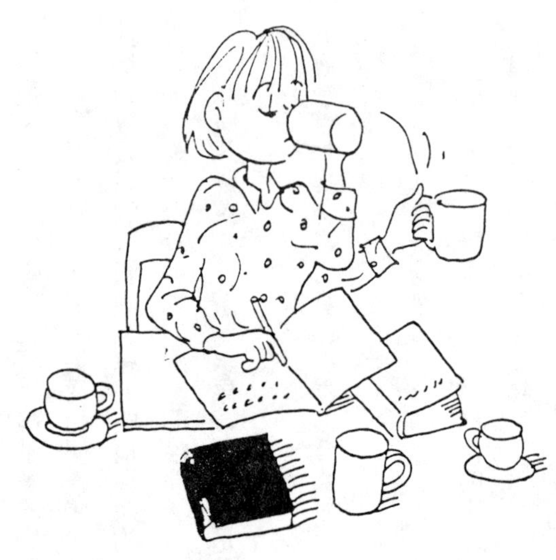

蘿蔔、白菜、水果，其他冷性的東西會使血壓降低，從身體裡面發冷，血要送到心臟有困難，脈搏不整和虛脫感而軟弱下來。所以冷性的火鍋也要注意。

《咳嗽時的禁忌食物》

●燥咳（主要是痰無法出來的乾咳、口裡很熱）的情況。

咖啡和極熱的一切食物是禁忌。

尤其是油炸物、燒魚、燒肉、花生、鍋貼、蒜頭、小甜餅、馬鈴薯片等燥性的東西，在吃當中會引起咳嗽。燥性聲音啞和神經性失聲也一樣。

●冷咳（有痰，手腳和身體都會冷）的情況。

冷性、極冷性的食物一切。

尤其是蘿蔔、白菜、螃蟹、龍蝦、蜆，有

腥味的東西被身體吸收後會咳嗽。氣喘的咳嗽也一樣。

燥性的食物，因燥氣會立即循環全身的經絡，吃時會當場惡化。牙根和咽喉腫痛，打撲扭傷等的炎症、痔瘡等，在嘴裡慢慢吃時，會更腫。

所有外科手術之前後也要注意。吃燥熱性的東西時，會助長發炎，傷口不容易癒合。在體力喪失正處於軟弱的冷質時，食用或飲用極冷性的東西，治癒力會減低，也有傷口不易痊癒的情形。

《準備聯考時的禁忌食物》

含咖啡因的飲料，極熱、極冷性的食物。媽媽們！孩子的點心或宵夜是不是咖啡和紅茶？讀書而精神疲倦時，通常精神容易興奮的孩子，這時會更興奮的。想休息而睡覺時却無法入睡，常常精神無法休息，不要說是看書，神氣的毒會固定在脖子和肩膀、背和胸部，呼吸會困難、坐立不安、在房間進進出出，無法安定下來。

●熱質的孩子，心想增加精力，給予極熱性的食物或吃強壯飲食時，牙根會腫，會有相似的狀態出現。

●給冷質的孩子咖啡、橘子汁、番茄汁、葡萄汁，因水果對身體好是不是就給他了？

結果身體會冷，變成虛弱體質，忍耐讀書之苦的體力會消失。對於咖啡、紅茶等咖啡因，冷虛的身體無法應對，會疲勞不堪。

≪妊娠時的禁忌食物≫

第一當然是酒、煙。

●熱質的持續食用極熱性食物時，生出來的嬰兒，頭的皮膚全結成痂，眼睛也會發炎，有此說法。

●冷質的人常吃極冷性的食物時（水果和蔬菜沙拉），會形成氣喘和容易感冒的冷虛體質。

酒和煙是衆所周知的，這裡便略而不談。

≪吃所有漢藥時的禁忌食物≫

蘿蔔、白菜——會中和藥效。

●燥性食物也是頭皮屑的禁忌。

≪腎臟不好時的禁忌食物≫

魚、蛋、鹽份、冷飲、極熱、冷性的食物。

●選擇食物的注意事項

大家都已知道「人類的體質」、「食物的性」、「效能」。這裡還有幾種重要的事情。

一、熱質的人不能突然食用大量冷性的東西，更不能持續食用。同樣的，冷質的人也不能突然只吃熱性的食物。身體會適應不良，身體狀況會有轉壞的顧慮。

更何況，人各有與生俱來的體質，熱質的人其熱質才合適，冷質的人也有比較舒服的時候。只是太極端時，會傷害到健康，所以保持不極端的平陽的氣（平質），用飲食和健美操來控制。

二、冷質的人不得不記住，是容易引起炎症的稱爲冷炎，如用火的火傷，冰的火傷（凍傷）也是。極端時其弊害也相同。所以冷質的人有胃炎、鼻炎、齒肉炎、膀胱炎、痔炎等其他的炎症者為數不少。那是冷質極端時變成冷炎體質，對於極熱體質、燥性的東西也是禁忌。

因自己是冷質，就吃油炸物、鍋貼、蒜頭等極熱性或燥性的東西，不需吃太久，牙根就會腫起來，或痔瘡痛、傷口化膿等等，會有使自己的弱點惡化的情形。

反過來說，熱質的人，突然食用冷牛乳、蘿蔔、豆乳等極冷性的東西，連續食用時，有腹瀉、身體狀況變壞的情形。

那要怎麼辨呢?如下所述:

無論冷熱任何一種體質的人應從溫性、平性的東西來考慮食用，而且和自己的體質相反性質的食物，邊觀察自己身體的情況慢慢地、多量地，取用飲食，極熱質，特別是燥性的東西要少吃。

三、因為有個人差異，各人身體的反應會有些不一樣的情形。例如，雖然吃熱性的東西，只有溫性的反應，雖然是平性的東西，卻有吃冷性的東西時的反應。視身體的狀態，或生病時視其病情的輕重反應也不一樣。有心事或不安的神經疲勞時、身體疲勞時、睡眠不足時，會有嚴重的敏感反應。

還有，相反地身體有所要求時，平常不是很好的東西，也很安全。例如，平常喝果汁或橘子、濃茶時會引起胃痛，非常口渴時，稍微喝一點也無妨（喝少許，潤喉後就不要喝）。另外依照天氣和食用的時間也有不同的情形。例如，通常吃油炸物沒什麼反應，但大太陽的日子、不舒服的時候會引起反應。又大太陽的日子吃冷性的東西沒什麼關係，在寒冷或睡覺前食用時，把身體弄成虛冷的情形也有。

再者，未煮時是冷性，晒乾時為溫性，而用火烤、用油炸時會變熱性的東西也不少。

●吃完後的處理法

在應酬時無可奈何，晚上又吃冷性的東西，感覺到「呀，不行」時應怎麼辦？放心。有應付方法，不必擔心。

【例一】在宴席上，都是油炸類等極熱性的東西時，把蘿蔔漿含在口裡，佔多量來吃。又吃黃瓜、味噌湯、冷豆腐等冷性的東西。冷質的人（牙根腫）這些冷性的不能多吃，要含在口裡，吃少一點即可。此時雖然無反應，早上睡覺後或次日就會有出現的可能。

【例二】冷質的人在忘記吃白菜、蘿蔔、水果等冷性食物對身體不好時（就是很想吃），吃了不少後，把紅蔘切薄的二、三片含在口裡，或泡開水喝，吃維他命B、E、A，喝熱的肉湯，任選一種溫性的東西來吃亦可。重症的虛冷自律神經失調症的人，在晚上忘記吃了冷性的食物，但身體不會忘，半夜陰氣（冷氣）完全結成，手腳會發冷、血壓下降、心臟好像被縛著一樣痛苦而醒過來時，被全身的脫力感所恐懼而發抖。也可能發生想是目眩的發作，而求助於救護車。

那時千萬不能慌張，把肉汁加熱來喝，或前述的溫性的東西拿幾種放進口中，有醫生的藥的人，一齊來喝，同時告訴自己要安定下來，暫時觀察情況。假如吃冷性的東西，大概三十到四十分鐘就會安定下來。

如果知道這種惡劣的狀態的原因，「有時只是吃了冷性的東西」時，不是會得到安心感嗎。

對於虛冷的人或孩子，希望常常準備些肉汁以備應急。

對於極冷質的發作，溫的溫性肉湯是最好，種類有牛、豬、雞等除去油分的肉和骨頭，不調味煮得爛爛的。和紅蘿蔔、洋蔥一齊煮時可除去肉的腥味。這些肉湯，炒菜或作其他的料理時，當水使用。代替茶、點心來飲用也可以。用大一點的鍋子煮，喝完後一定要重新燒開，可以放在冰箱約兩天很安全（加入紅蔘、枸杞、棗子等補養品更為理想）。

在我孩提時代，大部分的家庭把雞肉或豬肉的骨頭，拍打作成肉骨湯儲藏起來。不喜歡肉湯的人，準備些清燉肉湯，洋葱湯的罐頭，遇有不舒服時，加些水，打個蛋作蛋花湯（約五分鐘）趁熱吃，慢慢喝時熱熱的湯通過喉嚨，有後頸部肌肉被打開的感覺，覺得很舒服（感覺舒服時作些平常適合自己的健美操來運動，是最完整的）。

找回平陽的氣和有精神的身體時，吃些自己禁忌的食物讓嘴習慣。飲食應該要求平衡。胃弱的人，無論吃什麼食物都沒辦法接受（所謂「胃寒」，即胃冷的人身體也會虛冷）所以要使胃健康。

●談一談關於脂肪

為了防止成人病，必需控制脂肪。但是冷質的人，「極」少攝取脂肪時，有一種叫「嘈胃」的病症，兩頰的內側會噴出透明的唾液，胃會絞痛。對胃的情況會有恐懼感，但冷靜下來飲用補養湯，應急時可使用維他命B，能馬上安定下來。咖啡、紅茶、濃綠茶，也有同樣現象要注意。

5 民間飲食、補養飲食

其次介紹的，因在中藥店有賣，所以有漢藥的映像。我把它作為民間飲食。小時候，母親常做給我吃或當茶飲用。甘草除飲用之外，可做成粉，吃李子、番茄、西瓜時沾著吃。

●民間飲食

甘草——喉痛、腹痛、痔痛、失聲、口內炎、牙痛、食物中毒、痱子、胃痙攣、胃潰瘍、失眠、解熱、下痢、神經衰弱、菇毒、清肝消暑。《冷性》

屬冷性，虛弱體質、胃弱者禁食。

菊花——中暑、頭痛、眼睛疲勞、充血、高血壓、目眩、清肝消暑（消除肝臟的毒氣，消除身體的暑氣）、耳鳴、防止老化、延壽、擴大冠狀動脈、強化心肌收縮力、肝臟、防止白髮。

屬冷性，虛冷體質、胃弱的人應注意。

枸杞——這可說是萬能藥。在我小的時候，聽說能補精氣、淨化血液、鎮定神經、對身體有保暖作用。在中國一般所知的效能是保眼（保護眼睛）。

其他方面，強化微血管、防止動脈硬化、幫助血液循環、腎臟、肝臟的強化等淨血、增血、防止老化的功能。《溫性》

桔梗——痰咳、喉痛、化膿。

將乾燥的根切細，煎飲約二公克，一日二回。《屬性不明》

胃弱的人應注意

山梔子——腰痛、咯血、吐血、火氣大、黃疸、血便。

一日五～十公克，乾果實煎服。《屬性不明》

胃弱的人應視情況而定。

白木耳——淸肝消暑、胸痛、生理不順、高血壓。《冷性》

虛弱體質、胃弱的人禁食。

蒲公英——解熱、肝臟、發汗、便秘、水腫、消炎、強壯、消化不良、腫、產後母乳不足、肝炎、黃疸、含多量維他命和礦物質，萬病皆可適用。《平性》

胃弱的人禁食。

南蠻毛——利尿、膀胱炎、尿道炎、腎臟、糖尿、消炎、淸肝消暑、高血壓。《大冷》

冷質的人禁食。

魚腥草——殺菌力強、利尿、痔瘡、便秘、梅毒、蓄膿症、香港腳、淨化血液、腎臟炎、肋膜炎、狹心症、化膿症、子宮病症、有止血等效果。代茶常用，可強化胃臟。《溫性》

胃痛、胃弱的人，起初淡一點，視情況逐漸增加到適當的濃度而飲用。

紅蔘（高麗人蔘）——強壯身體、吐血、癲癇、貧血、預防衰老、婦人病、神經痛、腰痛、生產時的大量出血，產後的肥胖、低血壓、滋養、懼冷症、暖身、水腫。《熱性》

熱質的人禁食。

茄子的蒂——胃癌、出血、赤痢、菇菌中毒、產後的腹痛、風濕症、口內炎。乾燥的煎服。《平性》

胃弱的人應視情況而定。

大棗——在中國對貧血、冷性、其他女性的萬病有效。其他解熱、糖尿病、咳痛、胃痙攣、肥厚性鼻炎、神經衰弱、聲音沙啞、便秘、強壯、鎮靜的效果。《溫性》

南天——眼睛疲勞、眼睛泛黃、咳嗽、喉痛。《平性》

蓮子——強精、長壽不老、健忘症、貧血。《平性》

薏仁——一般的女性疾病有效。其他瘊子、滋養強壯、肌肉僵硬、打撲、關節風濕、肝臟病、健胃整腸、胃癌、糖尿病、白帶、生理不順、不孕症、黑斑、青春痘、氣喘、口臭等

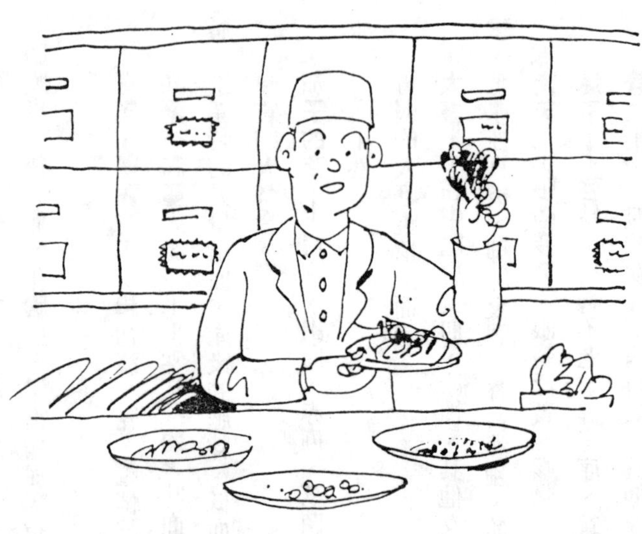

有效。《平性》

艾蒿——淨化血液、懼冷症、神經痛、解熱、強壯身體、有關於皮膚的問題、鼻血或種種的止血、補血、癲癇、腹痛、氣喘、痔瘡、高血壓、白帶、中風、頭痛、碰傷、感冒、中毒、咽喉痛、腫疱、瀉肚、蛔蟲、蓄膿症、腦部病症、咳嗽、中氣、赤痢、眼睛疲勞、便秘、腎臟病、中暑。《平性》

從以上的飲食中，挑選適合自己的，希望能常常保持健康的身體。

●藥膳

是使用漢藥的膳食、飲食。

在健美操的教室有中醫擔任此區域的顧問。希望有處方，或有必要的人，醫生會開給處方。大部分的人都沒有利用。那是因為採用治療飲食和快癒體操，都已恢復健康。

醫生配合個人調配的東西，雖然可放心，但調配正式的漢藥，例如藥膳等，最好不要隨便去食用。

●滋養飲食

滋養飲食，是給無法忍受極熱或強壯飲食的長期病患，產前產後，為促進母乳，準備考試前中後，疲勞的恢復時。也就是說，不帶極熱的副作用的滋養飲食。運動比賽的前後，疲倦而身體不舒服前，或疲倦時視自己的身體狀況和家族的身體狀況，給予食用或飲用。

例如，治療食所提及的雞肉湯，可當滋養飲食使用。「冷質」的人，因爲體力不足的情況居多，所以在感覺疲勞的時候飲用或每天連續飲用，可以把體質拉近「平質」。

再者，此肉湯另有一個用處，在女孩子初潮時，以後每月月經後約一星期，給予飲用。男孩子在變聲時飲用。此時期很會消耗能量，是儲存長大以後精氣的時期。可利用此肉湯來滋補作為大人的壯實身體。

在我小的時候，台灣的媽媽們，無論哪一家都早早就做這些事情。那不只是孩子成長期的滋補身體，孩子將來會生健康的子孫，女孩將來會安產，產後的復元佳，母乳也多，從小時候就考慮利用。中國所說的子孫繁茂，正如其義，就是指生很多健康的子孫的意思。結果就是成為強壯的一族。

由此觀點來看，女性尤其是正在發育的女孩，進行減肥飲食法，這件事不但影響自己本身的健康問題，也應該知道其深遠的影響。

●進行治療飲食時

放入容器，用手蓋住，手掌伸直打開「勞宮」的穴道運氣，或者手掌縱向從手指頭運氣的方法也可以。習慣後食指、中指縱向伸直（其他手指彎曲）運氣。效果會增加。

第五章

食物的食效與烹調

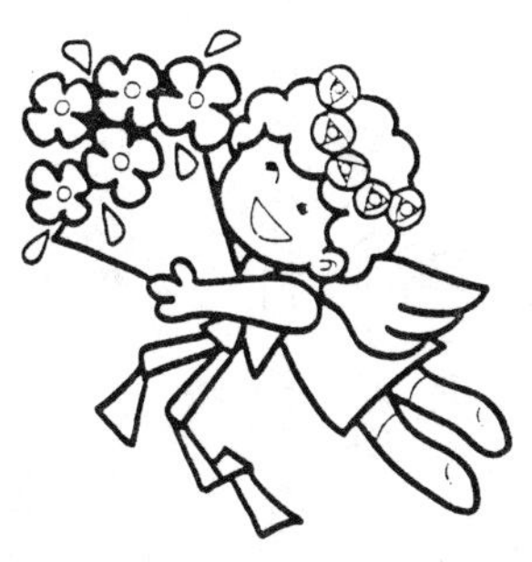

1 食物的食效

●何謂食效？

食效就是食物所含有的效能，食用後會有某種功用之意。神為了要讓人類活著，創造了許多食物。雖然這樣，還是有對於這種恩惠憑個人喜好而取捨輕率的偏食者。

那不只是延長生命的糧食，而且也是爲了要活下去的生命病倒時能恢復，或研究吃的方法，可預防讓人不致病倒，含有所需要的各種成分。所以在中國是藥食同源，即藥物和食物乃相同的說法。人只食用美味又容易吃的東西，苦的、難吃的、不喜歡的東西，在生病時不得不吃時再食用、飲用，只有把它稱作藥。

想到這一點，知道許多關於食物的人，能得到健康長壽並不是誇大其詞。看看西洋人的飲食，除去一部分人，餐桌上的菜色何其少。鱆魚、烏賊、鰻魚、鯛魚、秋刀魚等魚類，馬鈴薯以外的根類，豆芽、南瓜、豆腐、海帶、白蘿蔔、白菜、茼蒿菜、茄子、韮菜、葱、牛蒡、蒟蒻、豌豆、小豆、黑豆、菜花、香菇、菊花、金瓜等黃瓜以外的瓜類，在我們的超級市場排列著的大部分食物，在西洋一般家庭的餐桌上是少見的。

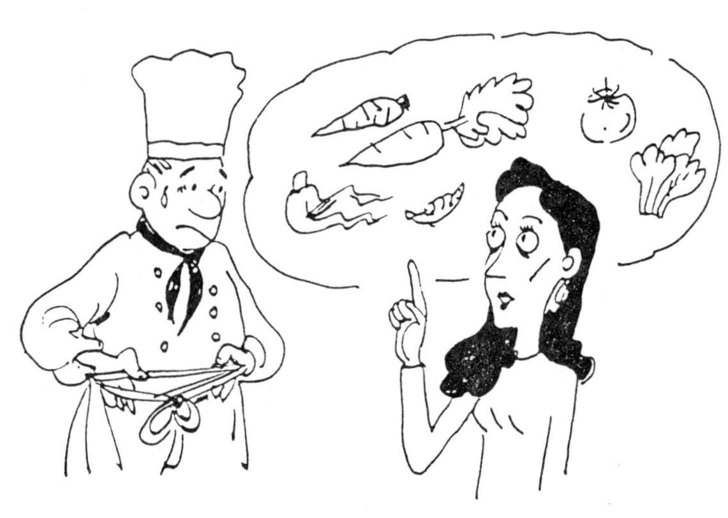

這樣講，是不是說西洋人來自神的關於食物的恩惠比較少呢。談起食效，也有像素食主義者，讓冷質的人喪失生氣，縮短自己的生命的飲食法，食效當然也就少了。

談到素食主義者，有個美國朋友來日本時，因每天的飲食很痲煩而深爲困擾。那人是只吃生菜的素食主義者，麵包、肉其他的食物一切不沾嘴。我一大早就往大飯店，邊翻譯邊到處找食物。在大飯店，根本沒有無農藥栽培的生菜，也到附近的商店去找，看看都找不到時，只好吃一餐省掉了午餐和晚餐，在一起的家人、朋友更像是進了地獄一樣，進進出出好幾家餐館，大家都很累，走了兩小時，結果什麽都沒有吃。數天後發高燒，像被抬著似的回美國去了。

這跟性格有很大的關係，他是固執於自己

的想法，無論什麽人講都不聽的可憐人。不知道正規的飲食法（也不想知）是多麽可怕的事情。

●各種食物的食效

下面所介紹的是日常的食物，在中國是漢藥店所賣的東西，例如，白木耳、胡椒、香菇等。從這一點想便可瞭解「藥食同源」的說法。

紫陽花（花、葉）——解熱、心臟病、咳嗽。　《屬性不明》

建議　胃弱的人，視情況少量服用。

鮑魚——眼睛疲勞、衰弱（特別是晒乾的）。　《溫性》

也可以殼煎來喝。

野木瓜——利尿、淋病、感冒、頭痛、婦人病、胃癌、生理不順、無月經、母乳不足、癪、胃痙攣、腎臟病。　《屬性不明》

建議　胃不好的人，視情況服用少許。

杏仁——咳嗽、祛痰、聲音沙啞。　《平性》

無花果——惡醉、胃癌、腹瀉、痔瘻、吐血、血便、打嗝。　《屬性不明》

建議　胃弱的人應視情形而定。

龍蝦——促進肝臟、腎臟機能，促進血液循環（殼煮汁有利於痲疹）。

建議　屬冷性，虛弱體質者，暫時禁食。

馬鈴薯——增強自然治癒力、抗癌、心臟病、暖身、促進眼睛的機能、高血壓、鹽分過剩的排泄。

胃癌者磨漿擠出的汁半杯拿來飲用。

山薯——消化不食、強精、母乳不足、盜汗、發燒、發汗異常。

建議　根莖類屬溫性，不用很當心，但胃弱的人，為慎重起見，小心食用。

白地瓜——止血（吐血、下血、鼻血、牙肉、痔瘡、手術、生產）風濕症、血壓、糖尿病。《平性》

像普通食用外，和皮一齊磨，加同量的水擠出的汁半杯來飲用。

梅干——梅乾肉精：疫痢、視力減退、眼睛疲勞、恢復疲勞。《平性、生的是冷性》

建議　雖是鹼性，但對胃弱的人不好。

鰻魚——眼睛疲勞。《平性》

建議　用細網烤的為燥性，牙根腫的人、痔瘡、咳嗽，其他有發炎的人應禁食。不得已時可選沒烤焦的來吃，吃完時再吃蘿蔔漿（冷性的人含在口裡）。

柿子──柿子乾 感冒、打噴嚏、急、慢性鼻炎、高血壓、惡醉、慢性咳嗽、赤痢、下血、膀胱炎、淋病、肺退燒、宿醉。《平性》

建議 胃弱的人要視情形。

生柿──痔瘡、止血、吐血、血便、血尿、眼底出血、退燒、利尿、瘭疽、凍傷、牙痛、喉痛、火傷、惡醉、打噴嚏、高血壓、膀胱炎、打傷、頭痛。《冷性》

建議 屬冷性，虛冷體質的人需禁食。

柿子葉──煎服乾燥的，淨化血液、糖尿、高血壓、腦出血預防。《平性》

柿子蒂──神經痛、百日咳，夜尿症。《溫性》

建議 胃弱的人應注意。

牡蠣──視力減退、眼睛疲勞、肝臟、母乳不足、盜汗（晒乾的為平性、增強肝臟、心臟）、黃疸。《冷性》

建議 屬冷性，虛冷的人禁食。

金瓜──中風、感冒、預防腦出血、增強體力、美肌、高血壓、增強血管、促進血液循環、貧血症、便秘、青春痘、肝臟病、腎臟病、祛痰、腎臟結石。《溫性》

建議 患糖尿病，尿裡糖分多時要注意。

金瓜子──便秘、美肌、高血壓、前列腺肥大、浮腫。

建議 雖屬溫性，但對消化不好，胃弱的人應注意。

木耳——腸的解熱、月經不正出血、痔瘡、膀胱炎、胃腸出血、血痢、尿道炎、強胃、增強體力、貧血、諸症狀的中和、產後的補藥。《平性》

建議 屬平性，對消化不好，胃弱的人應注意。

金針菜（百合菜）——膀胱炎、尿道炎、利尿、抗炎、解濕熱、流行眼病、痔瘡、腹瀉、失聲、潤喉、肝臟。《冷性》

建議 虛冷體質，胃弱的人禁食。

胡瓜（黃瓜）——心臟病（普通食法，陰乾的煎來飲用）利尿、消炎（中暑時切薄片貼在腳底）。《冷性》

建議 屬冷性，虛冷體質、胃弱的人和麻油、薑、肉類一起煮來吃（做湯時，撒些胡椒）。燙傷時貼在外面很好。

高麗菜——鈣質的離子化。《溫性》

金柑——咳嗽、喉痛、去痰、失聲。《冷性》

建議 虛弱體質、胃弱的人是禁食。

銀杏——肺結核、強化肺臟、消毒、惡醉、氣喘、夜尿、祛痰、滋養、增強腎臟，一天五個以內《溫性》

建議 用大火炒時成燥性，所以咳嗽及其他燥性的要注意其注意事項。煮，或蒸來吃。

慈姑——去腳氣。《屬性不明》

胡桃——美膚、失眠、痔、祛痰、多尿、目眩、耳鳴、十二指腸蟲的驅除。《平性》

建議 注意消化（油炸的是燥性）。

葛——感冒、宿醉、增進健康、鎮靜、頭痛。《平性》

建議 對胃弱的人有時會悶，所以要注意。

糙米——糖份、維他命B群、脂肪、鐵等礦物質、蛋白質、纖維素、維他命E、維他命K、酵素等寶庫。

蒟蒻——溶解結石、便秘、增強血管、手腳痲痺、慢性腎炎、防止血液酸化、清掃胃腸脂肪的活性化、老化和動脈硬化、鹽害、自律神經失調症、解毒、便秘、預防大腸癌、動脈硬化、心肌梗塞、糖尿病的成人病有利。《溫性》

《平性》

建議 胃弱的人要視情形而定。

胡椒——促進胃液分泌、散氣、發汗。《溫性》

建議 熱性的人應注意。

牛蒡——解熱、利尿、消毒、強精、祛腳氣、祛痰、咳嗽、纖維、整腸、便秘、腎臟、。

腎臟結石、盲腸炎、維他命A、B、C，對性賀爾蒙的分泌有效。

亟欲出現食效時，磨碎擠汁成一杯來飲用。　《稍冷性》

建議　虛弱體質、胃弱的人視情形而定。

胡麻（黑胡麻）——美肌、美髮、預防感冒、強化中風者的行走、改善語言不清、腎臟、膀胱炎、視力減退、眼睛疲勞、盜汗、貧血、冷感症。　《熱性》

建議　熱質的人要注意。

麻油——《熱性》

建議　熱質的人要注意。

可可——促進胃液分泌。　《溫性》

建議　胃酸過多症，神經過勞人是禁忌。

海帶——吐血（煮湯飲用）、高血壓、美髮、甲狀腺、增強眼睛粘膜。　《冷性》

建議　虛冷體質、胃弱者的禁忌。

山椒——眼睛疲勞、視線模糊、健胃、利尿。　《溫性》

建議　熱質的人要注意。

石榴——吐血。

花一日煎服二～五公克。　《屬性不明》

【建議】胃弱的視情況而定。

赤砂糖——化瘀血（促進血的循環）、恢復疲勞。《溫性》

冰砂糖——咳嗽。《冷性》

紫蘇——腦貧血、中毒、感冒、食慾不振、出血、白帶、香港腳、發汗、解熱、疥瘡、白癬、牙肉炎、防腐、袪痰。

搶時效時，以曬乾的葉或果實煎服，皮膚塗絞擠出的汁。《平性》

【建議】胃弱的人視情況而定。

香菇（不是用乾燥機，自然曬乾）——膽固醇、高血壓、一般的心臟病、增強活力、感冒、袪痰、胃癌、咳嗽。

搶食效時可煎服。《溫性》

【建議】對消化不好，胃弱的人要注意。

生香菇——中暑、血尿、促進血液循環。《平性》

烤來吃。焦的為燥性。

薑——害喜、感冒、咳嗽、打嗝、胃弛緩、暈車、中毒、寄生蟲、嘔吐、食慾不振、促進胃液、冷性，以上的情形含少許在口裡嚼也可以。

腰痛、扭傷、打撲，磨成漿和麵粉攪拌貼於患部。《溫性》

建議　有刺激性，胃弱的人視情形。胃酸過多症，熱質的人是禁忌。

鹽——消炎、消毒、咯血。

泡鹽水少量飲用。《冷性》

建議　要注意鹽水攝取量。

蜆子——黃疸。《大冷》

建議　冷虛，胃弱的人是禁忌。

蕓菜——胃潰瘍。《屬性不明》

西瓜——腎臟、利尿、腎臟結石、浮腫。《冷性》

西瓜子——一般浮腫。《平性》

醋——驅除蛔蟲，促進血液循環，排泄老廢物、殺菌、預防破壞維他命C，餐具及其他的除臭，油性頭髮。《溫性》

當菜——腰痛、盜汗、異常出汗。

曬干的煎服。《屬性不明》

芥菜——腎臟結石、高血壓、安定精神、代謝碳水化物、促進血行。《冷性》

建議　胃弱的人依情況而定。

麵粉——糖尿、恢復疲勞、腰痛。

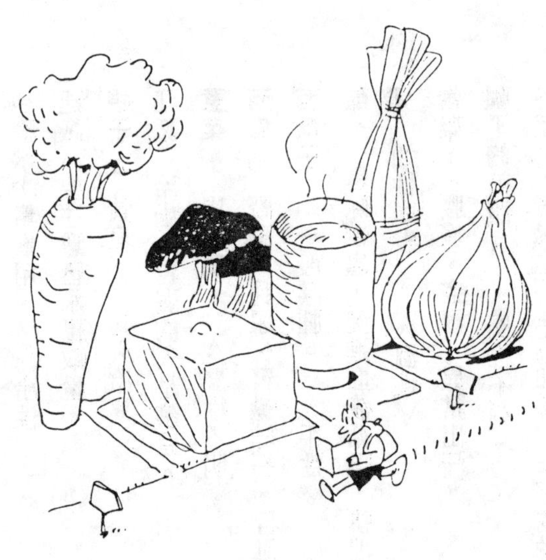

含多量酵素。用開水和著吃。《平性》

蘿蔔（磨成漿）——幫助消化、消炎、頭痛、眼疾、解熱、鼻炎、盜汗、腮腺炎、盲腸炎、打傷、高血壓、消毒、胸悶。《大冷》

建議 虛冷體質、胃弱的人是禁忌。

大豆——減少膽固醇、動脈硬化、防止老化、保持青春、身體的活性化。《冷性》

建議 虛冷體質、胃弱的人是禁忌。

洋葱——恢復疲勞、鎮靜、失眠。《溫性》

建議 對失眠是好的，但就寢前生食時，因刺激性強，反而會睡不好。牙根腫的人，尤其禁止生食。

茶——血管再生、強化、祛油，皮膚不乾淨引起的痒（用茶渣擦拭）、咳嗽。

無論任何茶剛泡好的最好。泡在茶壺放進

冰箱的不可以。含在茶裡的單寧酸長時間接觸空氣會有毒。《冷性》

建議 冷質、神經疲勞、失眠，胃弱的人是禁忌。咳嗽時加甘鹽漱口會很好。胃強的人，嘴裡含少量的茶葉，嚼汁少許飲用潤喉。

豆腐——特別是糖尿、淨化血液、新陳代謝，鹽滷豆腐則對腎臟結石有效，喝酒前食用時，可預防高血壓、動脈硬化、胎毒、盲腸炎、中毒。《冷性》

（油炸的是平性）

建議 胃弱的人，冷豆腐是禁忌。

豆乳——增腸內的乳酸菌、老化、防止肥胖、青春、減少膽固醇、血管障礙、高血壓、肝硬化、糖尿病、心臟病等的預防、宿醉、強化肝臟、防止出血、便秘。《冷性》

建議 冷質，胃弱的人是禁忌。但最適合熱性便秘、胃炎的人、熱質的人。

冬瓜——中暑（清肝消暑）、消炎、解熱、腎臟、浮腫。《大冷》

建議 虛冷的人是禁忌。

飛魚——胃癌。

番茄——疫痢、消炎、解熱、恢復疲勞、食慾不振。《冷性》

辣椒——促進胃液分泌。《熱性》

梨子——肺、胃的解熱、潤燥性、糖尿。《大冷》

建議 虛冷的人是禁忌。

納豆——肺結核、消化不良、角膜的營養補給、眼睛的修復、消腫。《平性》

茄子——破傷風、乳癌、痔瘡、乳腺炎、口內炎。《平性》

建議 對於口內炎、烤的茄子是禁忌。

韮菜——抽筋（絞汁）、止血、暖身、增強眼睛的粘膜、胃酸過多、脫肛（生食）、血尿。

韮菜花——子宮內膜炎、夜尿症。《溫性》

大蒜——增強精力、驅除蟯蟲、殺菌、子宮發育不全、胃癌、夜尿症。白癬擦磨的汁。擴張末梢血管，促進血液循環。《大熱》

建議 高血壓、熱質的人是禁忌。

紅蘿蔔——眼睛疲勞、貧血、低血壓、冷性、咳、異常發汗、飲用絲榨汁也可。《溫性》

葱——感冒、失眠症、殺菌、冷胃、過敏症。《溫性》

山蒜——胃癌。

被毒蟲咬傷時，打碎鱗莖，擦拭其汁。

海苔——綠紫菜（粉末） 驅蛔蟲、膀胱炎、吐血。

鹿角菜——膀胱炎、失眠症、盜汗。

海苔——分解膽固醇、賀爾蒙的原料、高血壓、心臟病、精神病、含有鐵質、長壽不老、嘔吐。《平性》

蜂蜜——一般心臟病、解熱、腎臟結石、氣血不足、潤燥作用、潤肺、燥咳、恢復疲勞。《冷性》

建議　虛弱體質的人不適合。

香蕉——潤腸、腸管的解熱、燥性便秘、痔瘡。《冷性》

建議　虛冷體質是禁忌。

芹菜——腎臟結石、淨化血液、浮腫、眼白變黃。《平性》

青椒——眼睛疲勞。《平性》

枇杷——咳嗽（煮食）、頭暈目眩（生食）。《冷性》

魚刺——動脈硬化、高血壓。《平性》

欵冬莖——祛痰。

晒乾的切細吃。《平性》

葡萄（葡萄糖）——呼吸器疾病、腎臟、氣喘、感冒、恢復疲勞、打嗝。《冷性》

建議　虛冷體質不適合，會引起胃痛。

紅花——健胃、生理不順、頭痛、結膜炎、陰干的花約三公克煎食。《平性》

紅花油是溫性。

豆類、小豆——利尿、腎臟炎、丹毒、浮腫、宿醉、一般心臟病、眼睛疲勞、眼白變黃、煮汁可擦白癬。《冷性》

建議 胃弱的人要注意。

大豆——糖尿、肝臟。《大冷》

建議 虛弱體質的人是禁忌。

黑豆——一般心臟病、耳鳴、浮腫、恢復疲勞、胃潰瘍、聲音沙啞、母乳不足、冷感症、吐血。《屬性不明》

飲煮湯也可。

四季豆——肝臟。《平性》

豆芽——腎臟結石、強化肝臟機能。《冷性》

建議 和肉類一起烹調時冷質的人可食用。

糯米——貧血、強壯、暖身。《溫性》

蘋果——眼睛疲勞、異常發汗、熱胃。《冷性》

建議 會脹氣所以胃弱、虛冷的人不適合。

蓮藕——鎮靜、喉痛、扁桃腺炎、支氣管炎、慢性咽喉炎、失眠、神經痛、咳嗽、夜尿症、肺結核的喀血、血便、坐立不安、失眠症、懼冷症、氣喘、頭痛，搶時效時可飲汁。節的部分最有效。《冷性》

建議　胃弱的人不適合。

2　維他命

●維他命的性質

維他命A群、維他命E群、肝油——平性（溫性）。

維他命B群——平性（溫性）。

維他命C——冷性（胃弱的人會引起胃痛），可和維他命B一起服用。

鈣質、礦物質——平性（胃弱者視情形使用）。

●維他命療法

住在美國時維他命的情報常會聽到，現在癌症或其他疑難雜症用維他命來治療的醫生並不稀奇。

只以「質」來講，自然的飲食是最理想的，但一旦生病時普通食物量無法滿足時，吃維他命劑是最快的方法。用中國式飲食法恢復健康的人雖很多，但恢復稍微緩慢的人，併用維他命劑時，效果較好。

當然也有意想不到的潛在病因的情況，但攝取正確的飲食和維他命時（適當的運動，實行呼吸法），相信數天後就會很快痊癒。

自己的身體自己最清楚，數天後精神還是不好時，不可拖久，快去看醫生，知道確實的原因後，併用中國式飲食法和維他命療法，我想是最好的方法。

當藥桶很討厭，有副作用，想用自然治癒力來治的人相當多，與其拖久讓身體壞下去，不如看醫生吃藥，盡快脫離藥物，那才是最聰明的。

健美操是用心於氣和飲食法，氣和健美操，氣和精神的健康法，我的願望是，儘量能讓多一個人知道，大家都健康、美麗、幸福。

●維他命的適量

根據某資料，有利於各種疾病的維他命的適量，以下面作參考。（單位是毫克）

高血壓——維他命E三〇〇～一五〇〇，維他命C五〇〇～一〇〇〇。

糖尿病——維他命E三〇〇～一五〇〇，維他命B群、維他命B_6一〇～五〇，維他命C五〇〇～一〇〇〇。

胃、十二指腸潰瘍——維他命E四〇〇～八〇〇，維他命A一〇〇〇～二〇〇〇，維他命B群、維他命C五〇〇～一〇〇〇。

心臟病——維他命E三〇〇～一五〇〇，維他命B_1一〇～五〇，維他命C五〇〇～一〇〇〇。

精力減退——維他命E五〇〇～一〇〇〇，維他命C五〇〇～一〇〇〇。

疲勞——維他命E二〇〇～一〇〇〇，維他命B群、維他命B_1一〇～五〇，維他命C二〇〇～一〇〇〇。

感冒——維他命E四〇〇～八〇〇，維他命B群、維他命C一五〇〇～三〇〇〇。

自律神經失調症——維他命E三〇〇～一五〇〇，維他命B_1一〇～五〇（鈣質適量）。

懼冷症——維他命E五〇〇～一〇〇〇，維他命B群、維他命C一〇〇〇以上（維他命C比維他命B少些）。

肌肉痛——維他命E一五〇〇，維他命B_1一〇～五〇，維他命C一〇〇〇以上。

肩膀筋硬——維他命E三〇〇～一〇〇〇，維他命B_6一〇～五〇，維他命C一〇〇〇～三〇〇〇。

便秘——維他命E五〇〇，維他命B群、維他命C一〇〇〇。

痔瘡——維他命E五〇〇～一〇〇〇，維他命B群、維他命C一〇〇〇～三〇〇〇。

過敏性鼻炎——維他命E四〇〇～一〇〇〇，維他命C一〇〇〇（冷質胃弱的人，維他命C和維他命B併用，胃會悶時應停止維他命C。維他命A會強化鼻和喉的粘膜）。

禿頭——維他命E五〇〇～一〇〇〇，維他命B群五〇〇，維他命C一〇〇〇。

黑斑、雀斑——維他命E三〇〇～六〇〇，維他命C一〇〇〇～三〇〇〇（冷質胃弱的人維他命C和維他命B一起吃。胃會悶時停止維他命C）。

青春痘——維他命E四〇〇～一〇〇〇，維他命A一五〇〇〇～三〇〇〇〇（維他命A一五〇〇〇好像有過量的掛慮時，少量加，視情況而定）。

●含多量維他命的食品

維他命B_1——胚芽米、未精白的小麥、小豆、麵粉、米糠、芝麻、大豆、糙米、芹菜、番茄、葡萄。

維他命B_2——豬肝、蛋、乳酪、菠菜、芹菜。

維他命B_6——豬肝、米、麥胚芽、大豆、香蕉。

維他命B_{12}——豬肝、蛤蜊、蜆、蠔、淺草海苔。

維他命C——包心菜芽、菜花、青辣椒、草莓、小松菜、甘柿、菠菜、花菜、橘子、蓮藕、香瓜、葡萄柚、柚子、葡萄、檸檬、蕃薯。

維他命D——豬肝、蛋、魚、香菇。

維他命E——小麥胚芽油、糙米、麥片、花生、麻油、大豆油、玉米油、綿實油、純瑪琳、鰻魚、魚卵、柴魚、鮪魚、虱目魚、秋刀魚、小麥、蕃薯、豆類、植物性油脂。

維他命K（血液凝固必需品）——高麗菜、豬肝、白蕃薯。

葉酸（防止貧血）——豬肝、蛋、蠔、菠菜、番茄、紅蘿蔔、草莓、香蕉。

膽鹼——（腦神經、血管、肝臟特別重要）——豬肝、蛋、肉類、大豆、花生。

鐵分——豆類、魚乾、海帶、蜆、蛤蜊。

3　烹　調

●不要太依賴食譜

教烹飪，或學習烹飪，烹調法都扮演著很重要的角色。但無論如何超過程度時反而不好，所以沒有食譜也就可以說不會做菜。

例如在集會時，獲得好評的美味菜肴，太太們會集合起來發問：「怎麼做的？」回答：「用油炒、加鹽、胡椒調味」時大家會吃驚不已。慢慢地拿出紙和筆，材料是幾人份，什麼和什麼有幾公克，油、鹽要多少，時間要多久，只有一道菜，結果要求實地烹飪般地說明。好像在學習科學的方程式。烹調是用心而應該不是用計算來做的。

相反地，烹調的高手，說「用油炒、加鹽、胡椒」就馬上知道了。再一個一個問，一下子全部的烹調法輸入腦子裡，自家集會時，能夠照樣應用的人也有。不要太依賴食譜，這也許就是烹飪進步的秘訣。

我在家裡做菜，這事情使故國的親友們指著我大笑。更何況還聽說在教室教烹飪時都笑死了。為什麼呢？因為在小姐時代，我被運動、舞蹈、電影攝影迫得一切家事無心學習，也沒進過廚房，當然更不會烹飪，大家都這樣看我。但是我在結婚後第一天，給丈夫差不多七〇種的菜單。像晚餐做你喜歡的菜之類的。沒做過也不會做菜，實在是太大膽了。

不過，還是做好了。不但這樣還得到美味的好評，從此每天都有食客和飲客來訪。其秘訣是，心想自己要做好吃的菜，這樣把氣（心）加進去。而且不依賴食譜。給客人作的菜，是普通的家庭菜，但有時也做出正宗的大菜，讓中華大餐館的廚師也刮目相看。

●烹調進步的秘訣是要瞭解其基本

現在進一步來揭穿其秘方。

一、炒──鹽味、醬油味。

二、煮──鹽味（湯）、醬油味（滷）。

三、蒸──不調味、淡淡的鹽味，加些香料。

四、煎（用平底鍋或鐵板鍋煎）──鹽味，或不調味加醬油。

五、炸（油炸）──鹽味，或不加調味，加醬油。

以上是中華家常菜的主要模式的基本。了解其基本，你就是烹飪專家了。

在中國的家庭裡，用油炸的，和用直火烤的食物，屬燥性，對身體不好，所以偶而才吃。更何況是病人，可以說絕對不列入菜單。

●基本炒法

一、加入油

植物油（麻油〈熱質的禁忌〉沙拉油）、動物油（豬油、雞油、牛油〈膽固醇會過剩，怕油分的人禁食〉）

●炒菜時沙拉油最清爽。

●炒冷性的東西時，用麻油。油份不足的冷質者，使用動物油較好（有個人差異和愛好

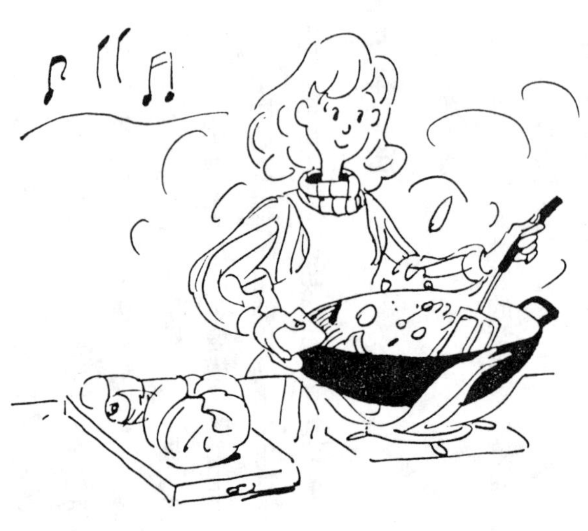

，不要太勉強）。

二、爆香

Ⓐ・大蒜（用刀柄拍碎，爆出香來去掉）適量。

・薑（用刀柄拍碎，爆出香後拿掉）適量。

・韮菜（白的部分切碎）適量。

・葱（白的部分切碎）適量。

・洋蔥（依照所炒的菜，切丁或切絲）適量。

Ⓑ・香菇（切丁或切絲）適量。

・蝦米（不洗，用布簡單地擦拭髒的部分）適量。

・肉類（切絲，豬、牛、雞、羊無論那一種都可以）適量。

・竹筍（切絲）適量。

•魷魚乾（用剪刀剪成絲）適量。

三、加入主菜炒。

四、調味（鹽、醬油任一種）。

五、香料（胡椒、麻油、花生油、辣椒、醋、烏醋、香菜等有香味的菜任一種）。

《例，炒蔬菜的時候》

①加入油。

②要爆香，加入Ⓐ Ⓑ中任一種，或都不加。

③主要的東西（要炒的菜）放進去，炒到軟為止。

④主要調味是鹽。

⑤香料（喜好的）。

《例，麵類（炒麵、麵線、粉絲、烏龍麵、通心粉）或炒飯的時候》

①加入油。

②用Ⓐ除去薑、洋蔥，加入蒜、韮菜、蔥任一種稍微炒一下。

③放入Ⓑ的任一種，或全部炒。

●重點在，炒到所有的水分消失為止，不慌不忙的炒。炒出香，時時翻炒（不能粘在一起），然後加入數滴醬油（增加香味），這部分先加鹽調味。

適合）。

●放入香料時味道很香，肉等會變成小麥色（以上已經是一道菜，可充便當的菜餚很

④放入主菜，就是要炒的麵類或飯，用小火炒至入味，多翻炒（不可粘在一起）。

⑤重要的秘訣是，最後加入的麵或飯部分的再調味一次（香料也是），等完全入味時，用中火多翻炒幾次，這樣就好了。

●木耳或其他所有的炒菜都是用這種要領。

●加入麵等麵類前，加水等開後，再調味湯，加入麵類或飯，這樣「湯麵」、「麵線湯」、「粉絲湯」、「中華什錦」已經好了。

加入鍋料，就是中華火鍋菜。

●蔥、韭菜的綠的部分最後放入。看自己的喜好調合。

●基本煮法

煮肉湯時，大部分用少許鹽。

一、清湯——去體內的熱（消炎），清除體毒的湯汁。

二、補湯——營養，補給氣血，為暖身的湯汁。

三、菜湯——依個人喜好作的美味，享受其味道的湯汁。

《代表清湯的例子》

☆冬瓜

①水煮煮開了放入切塊的冬瓜，煮到透明為止，冷藏也可以。

●冷質的人，加入薑絲，停火後滴麻油，撒胡椒，量要控制。

●嚴重的冷質要禁忌。

●調味只用鹽，淡淡的味道。

②水煮開了，加入冰砂糖和切塊的冬瓜，煮到透明（也可冷藏）。

●對咳嗽有效。

●虛弱體質，胃弱者禁忌。

☆蘿蔔和排骨（搭配最好）

水煮開先放入排骨。看時機放入蘿蔔，慢慢煮。香味飄出，至軟時即可。熄火前只加鹽。

●依喜好加入木耳。

●黃瓜（其他的瓜類也可以），以及豬肉的薄片或西式火腿任一種，同樣的方法煮。

沒有時間時，此方法比排骨湯要快。

《代表補湯的例子》

☆肉和紅蘿蔔、蓮藕等。

肉類（帶骨的切段或排骨）紅蘿蔔、蓮藕、薏仁、枸杍子、大棗等來煮。

●有時也可放入高麗人參、當歸。

●香菇、木耳、蓮子也可放入。

《菜湯的例子》

☆肉、韮菜、蛋等

瘦肉、豬肝、生蠔、蛋、韮菜、蔬菜類、豆腐、生海苔，如「內臟與大芥菜」、「魚和薑」等可使用喜好的料來做菜湯。

註：魯肉類時

●大部份是醬油味。

●香料以辣椒、八角、蒜、葱等為主。

●秘訣爲初不加水，只用醬油煮。

①鍋裡放入肉塊（牛、豬、雞、羊等）。

②放入拍碎的蒜。

③加入肉三分之一的醬油。

④酒適量。

⑤起火（中火）。
⑥小心燒焦，移動鍋子，翻肉（不攪拌）。
⑦當入味時用強火，加滿熱湯（不加水，會發出肉臭味）。
⑧再滾一些時，加入薑或八角，或辣椒、胡椒任選的料。
⑨視情況，改中火，適時改小火。
●味醂、海苔、蒟蒻、洋蔥、竹筍、煮蛋、紅蘿蔔塊、豆腐、油豆腐塊之中，挑喜好的加入。

●基本蒸法

A、蒸補湯（肉湯）和蒸治療食物。
B、肉丸、水餃、燒賣等用蒸的。
C、蒸魚。
不一定是基本的東西，但蒸的比煮的味道要好，營養和「氣」也能多攝取（玉米、螃蟹、蝦子、龍蝦等）。玉米留少許皮時氣不容易跑。煮時，不切半或一口大的，水要少。

●基本的煎法、炸法

因燥氣對身體不好，不要連續做，雖有個人差別，但目眩、高血壓、頭痛、氣喘、咳嗽、頭皮屑、牙根腫等會惡化也會引發出來。

以上是作菜的秘訣。只是了解在作菜的炒、煮、蒸的基本而已，沒有其他特別的。

●積極的參與烹飪

年輕的時候，有一次媽媽說：

「要炒菜時，加入油要這樣炒。」

「炒麵或其他東西時，炒前先逼出料的香味，再炒……」

「煮東西時……」

這樣教，對於我只是這樣的烹調講習經驗。

但是，此後工作上、宴會、歡迎會、派對、聚餐的機會很多，每次無意中各國的菜餚都進入腦子裡。所以結婚後第一天，把意識集中在烹飪上，以前所嚐的菜餚一一浮上腦海，就這樣簡單地做出來了。

那種味道多少跟形象不同，失敗也好，只要好吃，那就是「自己獨特」的作品，菜色也就增加了。每天都用心在做菜時分量要多少，就不必依賴食譜了。在別的地方覺得好吃的，馬上回家作作看。

●不可讓材料的氣減損

再者，每天菜餚材料，最好當天出去買，對我來講，冰箱並非放丟掉可惜的食物，也不是為保存明天糧食的東西。從氣的觀點來看，所有的東西，到我們的手中時，氣已經損失很多了。瞬間冷凍的還可以，蔬菜在到店頭時，已經有相當的時間。所以要攝取氣時，儘量當天買比較好。

「太忙了」，「那種事」，或「非好好利用文明的利器不可」，這樣的聲音常聽到。但從「健康」和「便利」選那一樣時，答案確是肯定的。而且每天出去做事，也是消除緊張的方法。

雖然這樣講，但任何事過度也不好，沒有時間時、疲勞時，自然應用現有的，或在附近熟食商店購買也可。雞肉（土雞較好）整隻的雞，切成喜歡的大小較為理想。

高麗菜、白菜、水果類，不要切半更好。量太多時，做菜前或食用前，和隣居的太太均分，那是最好的。要洗、要煮之前再切。洗後、煮後再切時，不只是氣，營養和味道也會流失。煮時水不要太多。水剛滿煮的東西就好，「盡量無添加物，吃無公害的」爲一大原則，但不要太勉強，放大方點。但是，鹽、糖、醬油、醋、酒、味醂、番茄醬、味噌等每天使用的調味料，應該用無添加物、無公害、天然的東西。

米飯超過十小時以上時大部分的氣都會消失，所以盡量煮剛好的量。對我們來講，最重要的是氣。要得到氣時，除呼吸之外就是從飲食方面得到。所以有氣功法（呼吸法）、有飲食法，非重視不可。

在電視上看到，東南亞的某國家，為了要輸出魚到日本，有其包裝的鏡頭。為了要通過日本嚴格的檢驗，把小魚切開七～八公分，用水一直沖洗，在水龍頭下用刀把表面裡面都刮得乾乾淨淨的很用心地在洗。那麼小的魚，經過那樣沖洗時，已經把氣、味和營養都洗出來了，再放到我們的嘴裡時，還剩些什麼呢？

再者，除非有辦法攝取氣和營養到過剩的人，因生病而熱量限制中的人需要治療氣，所以除去熱量的加工食品，不如用新鮮的自然食品，聽取專家們的指示，從事飲食的控制，這樣較可攝取氣。

試想，今天都在研究農藥、添加物、公害，其他種種導致不健康的食物問題中，不是只有關於氣和食物的觀點被忽略了嗎？

●我要推薦的簡單食譜

便宜又簡單，營養豐富又好吃！

豆腐食譜 ≪平性，生的為冷性≫

A、豆腐牛排

①平底鍋加入油。
②豆腐一個切成兩半。
③放入成二片的豆腐。
④煎成黃色時翻過來煎反面（基本煎法）。
⑤兩個都呈黃色時就好了！
※薑磨成漿，加糖、醬油攪拌淋於中間，可以上桌了。

B、炒豆腐

①用A的方法切成半的豆腐，再切成六分用油煎。
②變黃色時，把一片豆腐放在盤上（沒時間時，把豆腐放在鍋的一角）。
③韮菜、葱（切成豆腐般的長度）、生香菇、香菇泡軟的以上任一種放入炒。
④加入豆腐（放在一角的）輕輕的拌。
⑤放入鹽調味就好了。
※撒胡椒吃。
※光是醬油味也滿不錯的

蛋食譜　≪平性≫

A、獨創的蒸碗蛋(蒸大碗蛋)。

①蛋一個打在大碗裡。

②水徐徐加入細心地攪拌。

③加適量的鹽再攪。

④葱、韮菜、泡好的香菇(切丁),烤海苔一張,弄碎加入再攪拌,然後調味。

⑤蒸(鍋裡放水,再放進碗)。

⑥蛋蒸熟了即可。

※在家裡用湯匙撈到盤子上吃,撒胡椒較合味。

※視喜好,加一大匙後腿肉蒸也可以。

B、加材料的烤蛋

①把A的材料加進蛋裡,不加水加鹽攪拌。

②平底鍋放入油。

③蛋加韮菜或葱切成丁的,再加烤海苔一張弄碎,倒入鍋裡煎(用油煎)。

④變黃色時,翻過來煎反面,好了。

※視喜好,先炒豬肉丁和葱珠或韮菜珠,加入蛋攪拌再煎也可。

※加罐頭螃蟹的肉攪拌,再煎也可以。

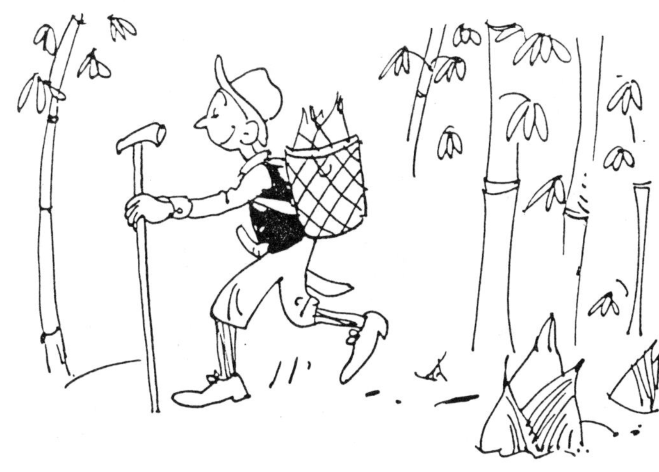

筍食譜　《冷性》

A、筍湯（剛採下的生筍，可祛內臟的熱，對健康很好）

①剛採下的筍一支，去皮。

②切成三～四公分的薄斜片。

③鍋裡放適量的水，用小魚乾熬湯（不加海帶，冷性會加重）。

④用鹽調味再加入筍一起煮。用中火煮會有香味飄出。這就可以了。

※夏天冷藏來吃。

B、煮筍

①剛採下的生筍一支用來煮。

②煮熟時和A同樣切薄片。

③沾辣醬油或沙拉醬來吃。

C、炒筍

①剛採下的筍一支，切絲。

②炒的基本法，放入爆香的材料，炒出香味。

③加入切絲的筍，炒到軟，用鹽、胡椒調味，好了。

※視喜好，加辣椒、木耳同炒也很好。

魚食譜

A、**蒸**（推薦給熱質和冷質的人）

①白身魚全隻，肚子裡塞材料。

②蔥、薑切丁。

③撒在魚頭上。

④醬油數滴，鹽、胡椒、味醂、酒、麻油適量倒入肚內也倒在魚身上。

⑤用中火蒸到熟就可以。

B、**煎**（用油煎，有發炎的人是禁忌）。

①魚整條撒鹽，置十分鐘。

②平底鍋入油。

③放入魚煎，兩面呈金黃色就可。

雞肉食譜（推薦給有發炎症的人）

A、**蒸雞**

①中、大隻的整隻雞拿來蒸。
②蒸熟了準備一個大盤子。
③邊撒鹽、胡椒，邊撕雞肉。
④盛在大盤上，平均的放開點。
⑤滴麻油，即可。
※萵苣菜、青江菜、菠菜等現有的青菜煮熟圍邊，中間放雞肉。

即席泡菜

A、高麗菜的即席泡菜

①高麗菜切絲。
②放在盤子裡，加入滾水，使其軟化。
③放在碗裡加鹽，味精少許攪拌，即可。
※海苔、紅蘿蔔切絲的也一齊加！

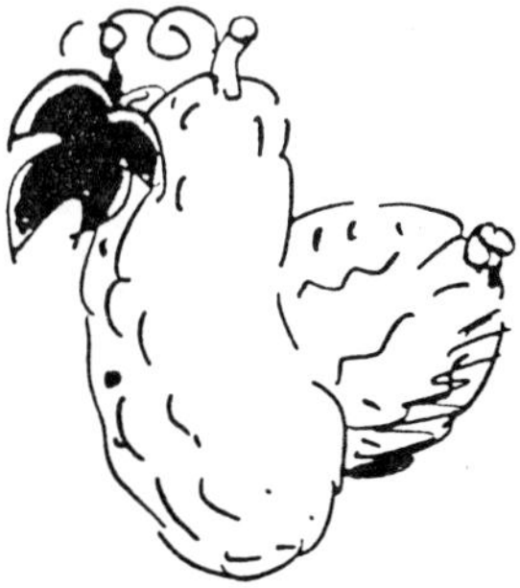

●參考●烹調備忘錄

便宜、好吃，馬上好

在菜攤看到稀奇的瓜子馬上就買，如苦瓜、越瓜、冬瓜等等。「怎麼吃呢？」卻常有人這麼問。所以傳授一點做法，蔬菜的瓜類，任何種類都可以。

■營養一〇〇分的湯

（三人份）

①Ⓐ大一點的黃瓜二條，Ⓑ越瓜二條，Ⓒ苦瓜二條，將其中任一種切開，去子，再切一公分寬，Ⓓ冬瓜和其他的瓜去子切成塊，大體上和ⒶⒷⒸ任一種準備同樣份量。

②瘦肉一〇〇～二〇〇公克切絲，沾少許鹽和太白粉。

③嫩薑拇指大小的（長期放在冰箱裡的不行）切成絲。

④鍋裡倒入約材料一倍的水，煮開放入瓜。

⑤瓜煮軟加②料。

⑥味淡加入鹽。

⑦②煮熟時（容易熟，所以不能煮過頭），熄火放入③，滴五～六滴麻油加蓋，即可。

註：(A)苦瓜不加③。

(B)苦瓜以外加胡椒或辣醬油，或滴幾滴天然醋。材料儘量選無添加物的。

■獨特的火鍋

①紅豆一五〇公克洗乾淨，用多一點的水浸泡。

②待二～三小時，泡的水不倒出（對腎臟好），繼續煮。

③洋葱切丁用平底鍋炒。

④洋葱呈金黃色時，和絞瘦牛肉的肉拌炒。加少許鹽。

⑤煮軟的紅豆上加前面炒的東西。

⑥放入紅蘿蔔切丁的（一條）。

⑦再加入醬油、辣醬油（醬油為主體，辣醬油為隱藏的味道）。

⑧番茄（中的大小一個）用手撒開放進去。

⑨攪拌用強火煮開。

⑩煮開後用小火煮到入味爲止。

⑪番茄醬完成時放入。

註：要小心燒焦。

以上澆在飯上吃，比漢堡還要營養豐富。

■清爽的醃黃瓜

準備三〇～五〇條黃瓜。

①泡水一小時用海綿洗淨，倒入熱水逼出青味。

②用布擦拭水份。

③準備鹽二～三杯。

④排好黃瓜，層層撒鹽。

⑤用重石或裝水的水壺壓在上面約三天。

⑥三天後去掉水份擦黃瓜上的水分。

⑦混合四公斤的酒，一公斤的糖和三五度的燒酒。

⑧用大的塑膠袋或冷凍食品用的保麗龍盒，任一種把黃瓜一層一層排在裡面，也層層撒⑦料。

等四～五天大功告成。放在冰箱一年半載都不會壞的。

註：(A)黃瓜大的裡面有子是不行的。選中的，鹽的加減看個人的喜好。

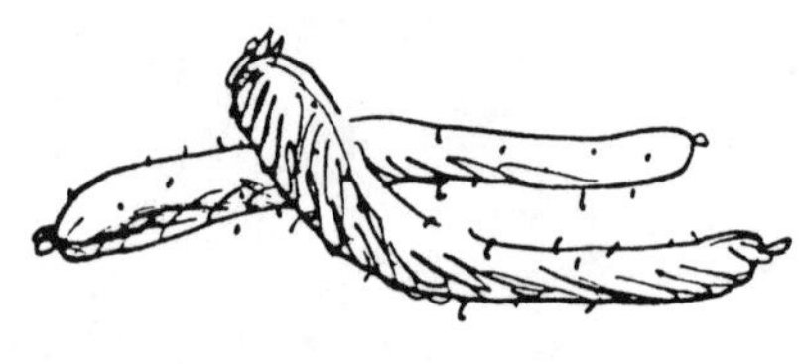

(B)自律神經失調症，或對酒精敏感的人減少酒量。
(C)黃瓜便宜的時候用來做菜較合算。

■中國式的「生蠔麵線」

（三人份）

①生蠔三〇〇公克洗後放在籃子裡。茼蒿菜一把洗淨，切成三～四公分長置籃子上。
②平底鍋倒入油，爆香切丁的葱白。出香味移到煮鍋裡，加三大碗水。
③煮開了下麵線，一～二把。
④麵線半熟時，加入籃子裡的生蠔、茼蒿菜加鹽調味好了。
⑤熄火前滴數滴痲油。

註：(A)加蓋時筒蒿菜會變黃。
(B)依喜好在爆葱前加入蝦米、小蝦米、瘦豬肉、切絲的香菇也可以。用香菇時，將泡香菇的水加在湯裡。

■簡單的油炸物

①雞的翅膀洗淨，放在籃子上去水份，撒鹽、胡椒（等油煮開）。

②油煮開時放翅膀炸。呈金黃色時，就好了！

多麼簡單，不用麵粉和油炸粉等等，也不用其他的作料來炸，你會吃驚嗎？很清脆，很受孩子們的喜歡。忙的時候也可馬上做好。

■烏賊船

①烏賊一大條切成輪狀（三～四公分寬）。

②並列於烤盤上（如整隻的）。

③沙拉醬沿著烏賊身淋一遍。

④青辣椒切成輪狀四、五片放置其上。

⑤用烤爐或烤箱烤三～五分（視烏賊的大小增減）。

這樣就好了，太簡單了因而深受喜愛。

註：依喜好Ⓐ加少許牛油、醬油。Ⓑ辣椒粉或胡椒。

■這是真正的浸泡物

柴魚片、醬油、味精、海帶所做的湯料中，浸泡喜好的菜，煮熟切適當長度。

花椰菜、菠菜、茼蒿菜、韮菜、青江菜、其他所有的綠黃色蔬菜都適合，很清爽。

●鮪魚和青菜的通心粉內沫漿〈一人份〉

洋葱、紅蘿蔔、青辣椒各二〇公克，沙拉油½湯匙，鮪魚罐頭約四〇公克、磨菇四個、水煮番茄一五〇公克、湯⅔杯。

Ⓐ醬油、蠔油、番茄醬各一大匙

通心粉八〇公克、水四杯、鹽少許、橄欖油少許、麵粉一大匙、芹菜少許。

〈作法〉

①水滾加少許鹽，加入通心粉煮九～十分鐘。

②馬上倒進籃子，加橄欖油讓通心粉不粘在一起。

（沒有橄欖油時牛油也可以）

③菜通通切丁，磨菇切半。

④炒菜，等軟時撒麵粉。

⑤加入湯再煮。

⑥煮開了放入Ⓐ和剩餘的材料，鹽、胡椒，為作色把芹菜切碎的撒在通心粉上。這樣做好了。

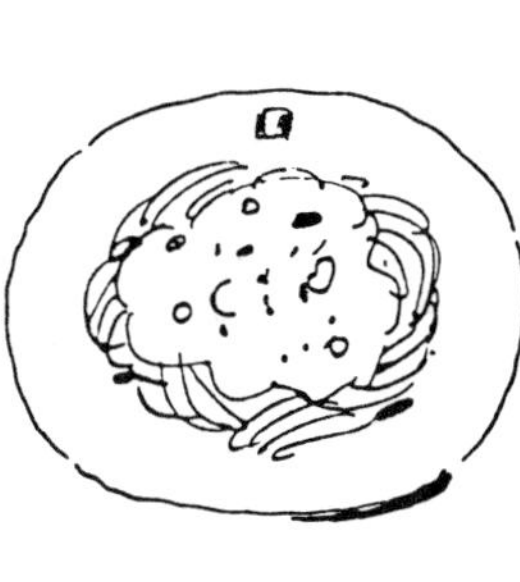

解胸悶

■清爽的粥

過年時吃年菜或糕餅，常會胸悶，所以推薦清爽的粥。

胃酸過多的人不能用剩飯，用米煮的粥，看差不多時加入野澤菜漬切丁的。此時煮好了。

依喜好加減鹽分。榨菜切丁的也可以。

註：Ⓐ加蓋時，菜漬會變黃，要注意。

Ⓑ食用前再加入菜漬較好。

Ⓒ胃弱的人榨菜是不適合的。

■蘿蔔餅

材料／Ⓐ餅粉或白玉粉適量，Ⓑ蘿蔔磨漿的一人份的米漿對蘿蔔一杯（以上也可），Ⓒ鹽適量。

ⒶⒷⒸ攪拌加少許水像烤西點一樣用油烤，呈金黃色時已經好了。

沾糖、醬油、薑磨成漿的溫合物吃。喜歡辣味的人沾豆醬特別好吃。

註：用麵粉也可以。

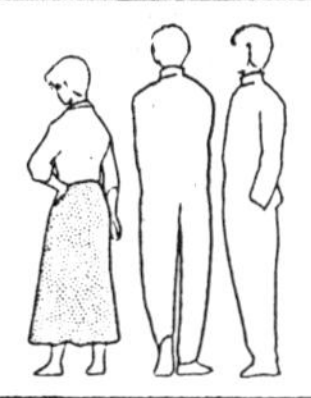

實用心理學講座

千葉大學
名譽教授　多湖輝／著

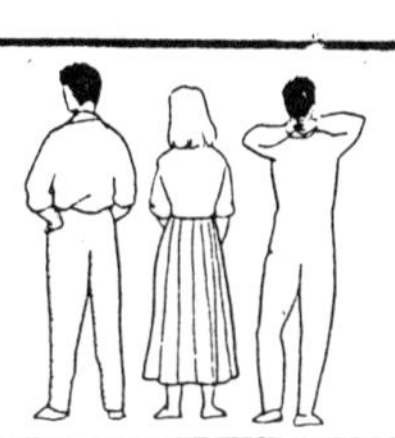

1　**拆穿欺騙伎倆**　售價140元

你經常被花言巧語所矇騙嗎？
明白欺騙者的手法，爲自己設下防衛線

2　**創造好構想**　售價140元

由小問題發現大問題
由偶然發現新問題
由新問題創造發明

3　**面對面心理術**　售價140元

面試、相親、商談或外務等…
僅有一次的見面，你絕不能失敗！

4　**僞裝心理術**　售價140元

使對方僞裝無所遁形
讓自己更湧自信的秘訣

5　**透視人性弱點**　售價140元

識破強者、充滿自信者的弱點
圓滿處理人際關係的心理技巧，

大展出版社有限公司	圖書目錄
地址：台北市北投區11204 致遠一路二段12巷1號 郵撥： 0166955～1	電話：(02) 8236031 8236033 傳眞：(02) 8272069

•法律專欄連載• 電腦編號58

台大法學院 法律學系／策劃 法律服務社／編著

①別讓您的權利睡著了1	180元
②別讓您的權利睡著了2	180元

•婦 幼 天 地• 電腦編號16

①八萬人減肥成果	黃靜香譯	150元
②三分鐘減肥體操	楊鴻儒譯	130元
③窈窕淑女美髮秘訣	柯素娥譯	130元
④使妳更迷人	成　玉譯	130元
⑤女性的更年期	官舒妍編譯	130元
⑥胎內育兒法	李玉瓊編譯	120元
⑦愛與學習	蕭京凌編譯	120元
⑧初次懷孕與生產	婦幼天地編譯組	180元
⑨初次育兒12個月	婦幼天地編譯組	180元
⑩斷乳食與幼兒食	婦幼天地編譯組	180元
⑪培養幼兒能力與性向	婦幼天地編譯組	180元
⑫培養幼兒創造力的玩具與遊戲	婦幼天地編譯組	180元
⑬幼兒的症狀與疾病	婦幼天地編譯組	180元
⑭腿部苗條健美法	婦幼天地編譯組	150元
⑮女性腰痛別忽視	婦幼天地編譯組	130元
⑯舒展身心體操術	李玉瓊編譯	130元
⑰三分鐘臉部體操	趙薇妮著	120元
⑱生動的笑容表情術	趙薇妮著	120元
⑲心曠神怡減肥法	川津祐介著	130元
⑳內衣使妳更美麗	陳玄茹譯	130元

•青 春 天 地• 電腦編號17

①A血型與星座	柯素娥編譯	120元

②B血型與星座	柯素娥編譯	120元
③O血型與星座	柯素娥編譯	120元
④AB血型與星座	柯素娥編譯	120元
⑤青春期性教室	呂貴嵐編譯	130元
⑥事半功倍讀書法	王毅希編譯	130元
⑦難解數學破題	宋釗宜編譯	130元
⑧速算解題技巧	宋釗宜編譯	130元
⑨小論文寫作秘訣	林顯茂編譯	120元
⑩視力恢復！超速讀術	江錦雲譯	130元
⑪中學生野外遊戲	熊谷康編著	120元
⑫恐怖極短篇	柯素娥編譯	130元
⑬恐怖夜話	小毛驢編譯	130元
⑭恐怖幽默短篇	小毛驢編譯	120元
⑮黑色幽默短篇	小毛驢編譯	120元
⑯靈異怪談	小毛驢編譯	130元
⑰錯覺遊戲	小毛驢編譯	130元
⑱整人遊戲	小毛驢編譯	120元
⑲有趣的超常識	柯素娥編譯	130元
⑳哦！原來如此	林慶旺編譯	130元
㉑趣味競賽100種	劉名揚編譯	120元
㉒數學謎題入門	宋釗宜編譯	150元
㉓數學謎題解析	宋釗宜編譯	150元
㉔透視男女心理	林慶旺編譯	120元
㉕少女情懷的自白	李桂蘭編譯	120元
㉖由兄弟姊妹看命運	李玉瓊編譯	130元
㉗趣味的科學魔術	林慶旺編譯	150元
㉘趣味的心理實驗室	李燕玲編譯	150元
㉙愛與性心理測驗	小毛驢編譯	130元
㉚刑案推理解謎	小毛驢編譯	130元
㉛偵探常識推理	小毛驢編繹	130元

•健康天地•電腦編號18

①壓力的預防與治療	柯素娥編譯	130元
②超科學氣的魔力	柯素娥編譯	130元
③尿療法治病的神奇	中尾良一著	130元
④鐵證如山的尿療法奇蹟	廖玉山譯	120元
⑤一日斷食健康法	葉慈容編譯	120元
⑥胃部強健法	陳炳崑譯	120元
⑦癌症早期檢查法	廖松濤譯	130元

⑧老人痴呆症防止法　柯素娥編譯　130元
⑨松葉汁健康飲料　陳麗芬編譯　130元

•超現實心理講座•電腦編號22

①超意識覺醒法　詹蔚芬編譯　130元
②護摩秘法與人生　劉名揚編譯　130元
③秘法！超級仙術入門　陸　明譯　150元

•心靈雅集•電腦編號00

①禪言佛語看人生　松濤弘道著　150元
②禪密教的奧秘　葉逯謙譯　120元
③觀音大法力　田口日勝著　120元
④觀音法力的大功德　田口日勝著　120元
⑤達摩禪106智慧　劉華亭編譯　150元
⑥有趣的佛教研究　葉逯謙編譯　120元
⑦夢的開運法　蕭京凌譯　130元
⑧禪學智慧　柯素娥編譯　130元
⑨女性佛教入門　許俐萍譯　110元
⑩佛像小百科　心靈雅集編譯組　130元
⑪佛教小百科趣談　心靈雅集編譯組　120元
⑫佛教小百科漫談　心靈雅集編譯組　150元
⑬佛教知識小百科　心靈雅集編譯組　150元
⑭佛學名言智慧　松濤弘道著　180元
⑮釋迦名言智慧　松濤弘道著　180元
⑯活人禪　平田精耕著　120元
⑰坐禪入門　柯素娥編譯　120元
⑱現代禪悟　柯素娥編譯　130元
⑲道元禪師語錄　心靈雅集編譯組　130元
⑳佛學經典指南　心靈雅集編譯組　130元
㉑何謂「生」　阿含經　心靈雅集編譯組　130元
㉒一切皆空　般若心經　心靈雅集編譯組　130元
㉓超越迷惘　法句經　心靈雅集編譯組　130元
㉔開拓宇宙觀　華嚴經　心靈雅集編譯組　130元
㉕真實之道　法華經　心靈雅集編譯組　130元
㉖自由自在　涅槃經　心靈雅集編譯組　130元
㉗沈默的教示　維摩經　心靈雅集編譯組　130元
㉘開通心眼　佛語佛戒　心靈雅集編譯組　130元
㉙揭秘寶庫　密教經典　心靈雅集編譯組　130元
㉚坐禪與養生　廖松濤譯　110元

㉛釋尊十戒	柯素娥編譯	120元
㉜佛法與神通	劉欣如編著	120元
㉝悟（正法眼藏的世界）	柯素娥編譯	120元
㉞只管打坐	劉欣如編譯	120元
㉟喬答摩・佛陀傳	劉欣如編著	120元
㊱唐玄奘留學記	劉欣如編譯	120元
㊲佛教的人生觀	劉欣如編譯	110元
㊳無門關（上卷）	心靈雅集編譯組	150元
㊴無門關（下卷）	心靈雅集編譯組	150元
㊵業的思想	劉欣如編著	130元
㊶		

・經 營 管 理・電腦編號01

◎創新經營管理六十六大計（精）	蔡弘文編	780元
①如何獲取生意情報	蘇燕謀譯	110元
②經濟常識問答	蘇燕謀譯	130元
③股票致富68秘訣	簡文祥譯	100元
④台灣商戰風雲錄	陳中雄著	120元
⑤推銷大王秘錄	原一平著	100元
⑥新創意・賺大錢	王家成譯	90元
⑦工廠管理新手法	琪　輝著	120元
⑧奇蹟推銷術	蘇燕謀譯	100元
⑨經營參謀	柯順隆譯	120元
⑩美國實業24小時	柯順隆譯	80元
⑪撼動人心的推銷法	原一平著	120元
⑫高竿經營法	蔡弘文編	120元
⑬如何掌握顧客	柯順隆譯	150元
⑭一等一賺錢策略	蔡弘文編	120元
⑮世界經濟戰爭	約翰・渥洛諾夫著	120元
⑯成功經營妙方	鐘文訓著	120元
⑰一流的管理	蔡弘文編	150元
⑱外國人看中韓經濟	劉華亭譯	150元
⑲企業不良幹部群相	琪輝編著	120元
⑳突破商場人際學	林振輝編著	90元
㉑無中生有術	琪輝編著	140元
㉒如何使女人打開錢包	林振輝編著	100元
㉓操縱上司術	邑井操著	90元
㉔小公司經營策略	王嘉誠著	100元
㉕成功的會議技巧	鐘文訓編譯	100元
㉖新時代老闆學	黃柏松編著	100元

㉗如何創造商場智囊團　林振輝編譯　150元
㉘十分鐘推銷術　林振輝編譯　120元
㉙五分鐘育才　黃柏松編譯　100元
㉚成功商場戰術　陸明編譯　100元
㉛商場談話技巧　劉華亭編譯　120元
㉜企業帝王學　鐘文訓譯　90元
㉝自我經濟學　廖松濤編譯　100元
㉞一流的經營　陶田生編著　120元
㉟女性職員管理術　王昭國編譯　120元
㊱ＩＢＭ的人事管理　鐘文訓編譯　150元
㊲現代電腦常識　王昭國編譯　150元
㊳電腦管理的危機　鐘文訓編譯　120元
㊴如何發揮廣告效果　王昭國編譯　150元
㊵最新管理技巧　王昭國編譯　150元
㊶一流推銷術　廖松濤編譯　120元
㊷包裝與促銷技巧　王昭國編譯　130元
㊸企業王國指揮塔　松下幸之助著　120元
㊹企業精銳兵團　松下幸之助著　120元
㊺企業人事管理　松下幸之助著　100元
㊻華僑經商致富術　廖松濤編譯　130元
㊼豐田式銷售技巧　廖松濤編譯　120元
㊽如何掌握銷售技巧　王昭國編著　130元
㊾一分鐘推銷員　廖松濤譯　90元
㊿洞燭機先的經營　鐘文訓編譯　150元
51ＩＢＭ成功商法　巴克・羅傑斯著　130元
52新世紀的服務業　鐘文訓編譯　100元
53成功的領導者　廖松濤編譯　120元
54女推銷員成功術　李玉瓊編譯　130元
55ＩＢＭ人才培育術　鐘文訓編譯　100元
56企業人自我突破法　黃琪輝編著　150元
57超級經理人　羅拔・海勒著　100元
58財富開發術　蔡弘文編著　130元
59成功的店舖設計　鐘文訓編著　150元
60靈巧者成功術　鐘文訓編譯　150元
61企管回春法　蔡弘文編著　130元
62小企業經營指南　鐘文訓編譯　100元
63商場致勝名言　鐘文訓編譯　150元
64迎接商業新時代　廖松濤編譯　100元
65透視日本企業管理　廖松濤　譯　100元
66新手股票投資入門　何朝乾　編　150元
67上揚股與下跌股　何朝乾編譯　150元

⑥⑧股票速成學	何朝乾編譯	180元
⑥⑨理財與股票投資策略	黃俊豪編著	180元
⑦⓪黃金投資策略	黃俊豪編著	180元
⑦①厚黑管理學	廖松濤編譯	180元
⑦②股市致勝格言	呂梅莎編譯	180元
⑦③透視西武集團	林谷燁編譯	150元
⑦④推銷改變我的一生	柯素娥 譯	120元
⑦⑤推銷始於被拒	盧媚琨 譯	120元
⑦⑥巡迴行銷術	陳蒼杰譯	150元
⑦⑦推銷的魔術	王嘉誠譯	120元
⑦⑧60秒指導部屬	周蓮芬編譯	150元
⑦⑨精銳女推銷員特訓	李玉瓊編譯	130元
⑧⓪企劃、提案、報告圖表的技巧	鄭 汶 譯	180元
⑧①海外不動產投資	許達守編譯	150元
⑧②八百伴的世界策略	李玉瓊譯	150元
⑧③服務業品質管理	吳宜芬譯	180元
⑧④零庫存銷售	黃東謙編譯	150元
⑧⑤三分鐘推銷管理	劉名揚編譯	150元
⑧⑥推銷大王奮鬥史	原一平著	150元
⑧⑦豐田汽車的生產管理	林谷燁編譯	元

・成功寶庫・ 電腦編號02

①上班族交際術	江森滋著	100元
②拍馬屁訣竅	廖玉山編譯	110元
③一分鐘適應法	林曉陽譯	90元
④聽話的藝術	歐陽輝編譯	110元
⑤人心透視術	多湖輝著	100元
⑥克服逆境的智慧	廖松濤 譯	100元
⑦不可思議的人性心理	多湖輝 著	120元
⑧成功的人生哲學	劉明和 譯	120元
⑨求職轉業成功術	陳 義編著	110元
⑩上班族禮儀	廖玉山編著	120元
⑪接近心理學	李玉瓊編著	100元
⑫創造自信的新人生	廖松濤編著	120元
⑬卡耐基的人生指南	林曉鐘編譯	120元
⑭上班族如何出人頭地	廖松濤編著	100元
⑮神奇瞬間瞑想法	廖松濤編譯	100元
⑯人生成功之鑰	楊意苓編著	150元
⑰當一個享受成功的人	戴恆雄編著	100元
⑱潛在心理術	多湖輝 著	100元

⑲給企業人的諍言	鐘文訓編著	120元
⑳企業家自律訓練法	陳　義編譯	100元
㉑上班族妖怪學	廖松濤編著	100元
㉒猶太人縱橫世界的奇蹟	孟佑政編著	110元
㉓訪問推銷術	黃靜香編著	130元
㉔改運的秘訣	吳秀美　譯	120元
㉕你是上班族中強者	嚴思圖編著	100元
㉖向失敗挑戰	黃靜香編著	100元
㉗成功心理學	陳蒼杰　譯	100元
㉘墨菲成功定律	吳秀美　譯	130元
㉙機智應對術	李玉瓊編著	130元
㉚成功頓悟100則	蕭京凌編譯	130元
㉛掌握好運100則	蕭京凌編譯	110元
㉜知性幽默	李玉瓊編譯	130元
㉝熟記對方絕招	黃靜香編譯	100元
㉞男性成功秘訣	陳蒼杰編譯	130元
㉟超越巔峯者	C・加菲爾德著	130元
㊱業務員成功秘方	李玉瓊編著	120元
㊲察言觀色的技巧	劉華亭編著	130元
㊳一流領導力	施義彥編譯	120元
㊴一流說服力	李玉瓊編著	130元
㊵30秒鐘推銷術	廖松濤編譯	120元
㊶猶太成功商法	周蓮芬編譯	120元
㊷尖端時代行銷策略	陳蒼杰編著	100元
㊸顧客管理學	廖松濤編著	100元
㊹如何使對方說Yes	程　羲編著	150元
㊺如何提高工作效率	劉華亭編著	150元
㊻企業戰術必勝法	黃靜香編著	130元
㊼上班族口才學	楊鴻儒譯	120元
㊽上班族新鮮人須知	程　羲編著	120元
㊾如何左右逢源	程　羲編著	130元
㊿語言的心理戰	多湖輝著	130元
(51)扣人心弦演說術	劉名揚編著	120元
(52)八面玲瓏成功術	陳　羲譯	130元
(53)如何增進記憶力、集中力	廖松濤譯	130元
(54)頂尖領導人物	陳蒼杰譯	120元
(55)性惡企業管理學	陳蒼杰譯	130元
(56)自我啟發200招	楊鴻儒編著	150元
(57)做個傑出女職員	劉名揚編著	130元
(58)靈活的集團營運術	楊鴻儒編著	120元
(59)必勝交涉強化法	陳蒼杰譯	120元

⑥⓪個案研究活用法	楊鴻儒編著	130元
⑥①企業教育訓練遊戲	楊鴻儒編著	120元
⑥②管理者的智慧	程　義編譯	130元
⑥③做個佼佼管理者	馬筱莉編譯	130元
⑥④智慧型說話技巧	沈永嘉編譯	130元
⑥⑤歌德人生箴言	沈永嘉編譯	150元
⑥⑥活用佛學於經營	松濤弘道著	150元
⑥⑦活用禪學於企業	柯素娥編譯	130元
⑥⑧詭辯的智慧	沈永嘉編譯	130元
⑥⑨幽默詭辯術	廖玉山編譯	130元
⑦⓪拿破崙智慧箴言	柯素娥編譯	130元
⑦①自我培育・超越	蕭京凌編譯	150元
⑦②深層心理術	多湖輝著	130元
⑦③深層語言術	多湖輝著	130元
⑦④時間即一切	沈永嘉編譯	130元
⑦⑤自我脫胎換骨	柯素娥譯	150元
⑦⑥贏在起跑點—人才培育鐵則	楊鴻儒編譯	150元
⑦⑦做一枚活棋	李玉瓊編譯	130元
⑦⑧面試成功戰略	柯素娥編譯	130元
⑦⑨自我介紹與社交禮儀	柯素娥編譯	130元
⑧⓪說NO的技巧	廖玉山編譯	130元
⑧①瞬間攻破心防法	廖玉山編譯	120元
⑧②改變一生的名言	李玉瓊編譯	130元
⑧③性格性向創前程	楊鴻儒編譯	130元
⑧④訪問行銷新竅門	廖玉山編譯	150元
⑧⑤無所不達的推銷話術	李玉瓊編譯	150元

•處世智慧• 電腦編號03

①如何改變你自己	陸明編譯	90元
②人性心理陷阱	多湖輝著	90元
③面對面的心理戰術	多湖輝著	90元
④幽默說話術	林振輝編譯	120元
⑤讀書36計	黃柏松編譯	110元
⑥靈感成功術	譚繼山編譯	80元
⑦如何使人對你好感	張文志譯	110元
⑧扭轉一生的五分鐘	黃柏松編譯	100元
⑨知人、知面、知其心	林振輝譯	110元
⑩現代人的詭計	林振輝譯	100元
⑪怎樣突破人性弱點	摩　根著	90元
⑫如何利用你的時間	蘇遠謀譯	80元

國立中央圖書館出版品預行編目資料

氣與中國飲食法／柯素娥編譯 --
初版 --臺北市：大展，民82
166面； 公分 --（家庭／生活；82）
ISBN 957-557-388-9（平裝）

1. 氣功 2. 健康法

411.12 82006278

ISBN 957-557-388-9

氣與中國飲食法

編譯者／柯 素 娥
發行人／蔡 森 明
出版者／大展出版社有限公司
社 址／台北市北投區（石牌）
致遠一路二段12巷1號
電 話／（02）8236031・8236033
傳 眞／（02）8272069
郵政劃撥／0166955－1
登記證／局版臺業字第2171號

法律顧問／劉 鈞 男 律師
承印者／高星企業有限公司
電 話／（02）3012514
排版者／千賓電腦打字有限公司
電 話／（02）8836052
初 版／1993年（民82年）9月
2 刷／1993年（民82年）12月
定 價／130元

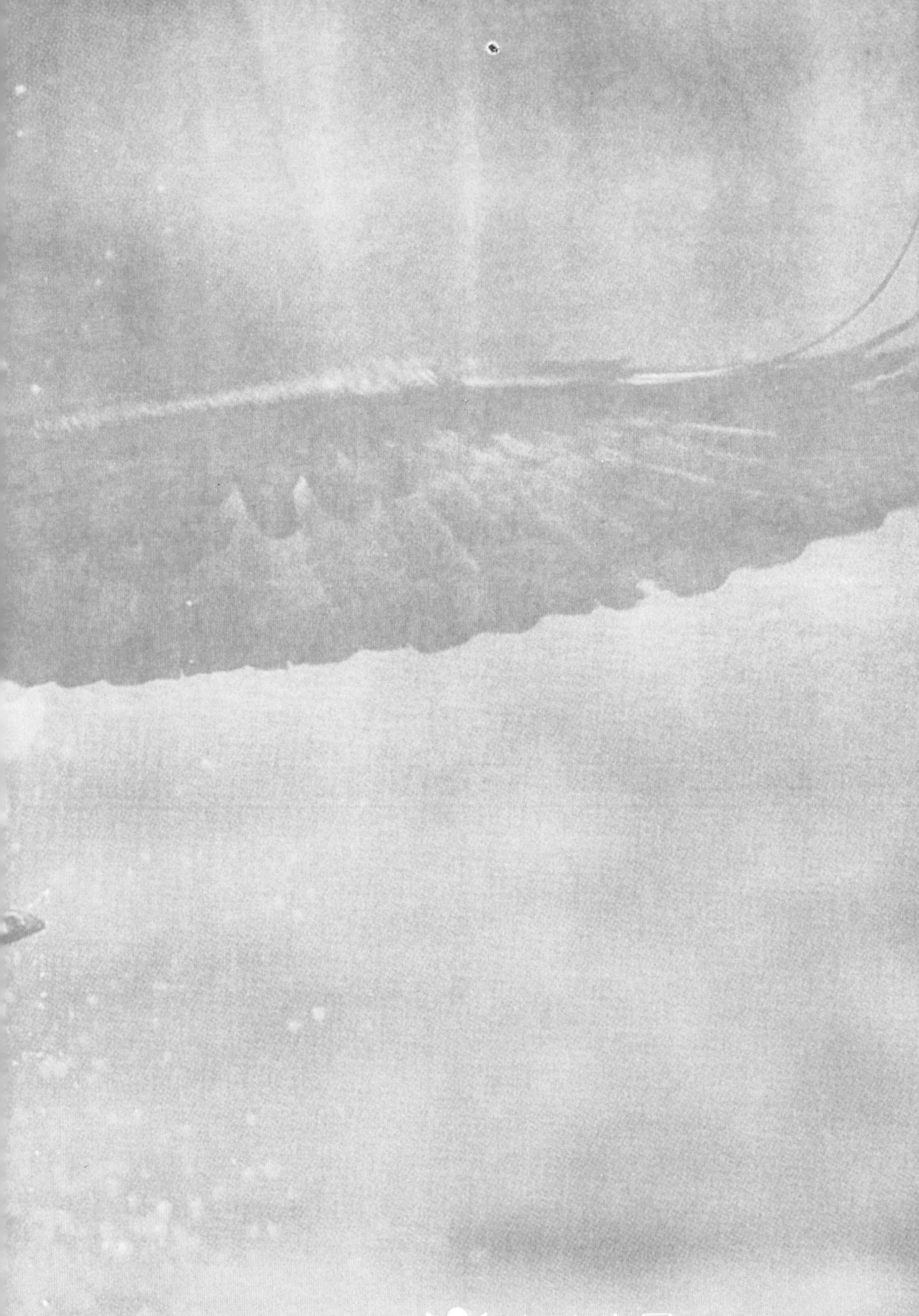

大展好書 好書大展

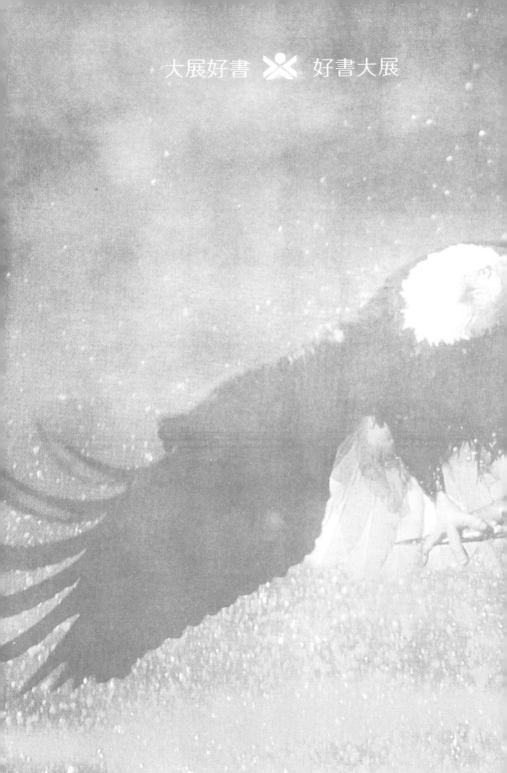